呼吸系统疾病
典型案例集萃

主 审 王 真

主 编 吕 昕 陈瑞琳

ZHEJIANG UNIVERSITY PRESS
浙江大学出版社
·杭州·

图书在版编目（CIP）数据

呼吸系统疾病典型案例集萃 / 吕昕，陈瑞琳主编.

杭州 : 浙江大学出版社，2025.8. -- ISBN 978-7-308

-26483-9

Ⅰ. R56

中国国家版本馆 CIP 数据核字第 2025LQ2570 号

呼吸系统疾病典型案例集萃

主　编　吕　昕　陈瑞琳

责任编辑　殷晓彤

责任校对　张凌静

封面设计　周　灵

出版发行　浙江大学出版社

　　　　　（杭州市天目山路 148 号　邮政编码 310007）

　　　　　（网址：http://www.zjupress.com）

排　　版　杭州立飞图文制作有限公司

印　　刷　浙江省邮电印刷股份有限公司

开　　本　710mm×1000mm　1/16

印　　张　11.5

字　　数　200 千

版 印 次　2025 年 8 月第 1 版　2025 年 8 月第 1 次印刷

书　　号　ISBN 978-7-308-26483-9

定　　价　138.00 元

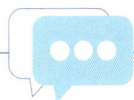

寄　语

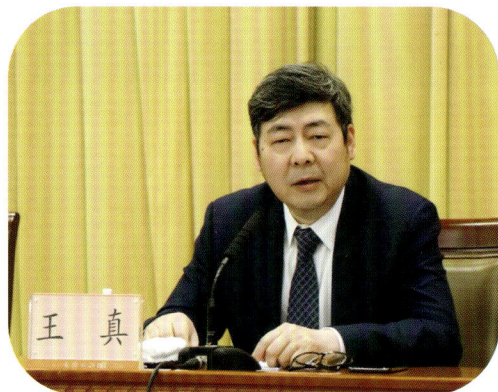

　　医学案例，是医学知识与临床实践的交汇点。每一个病例都凝聚了医务人员的智慧、患者的坚持以及医学研究的成果，希望读者可以从多维度的视角去理解这些案例的复杂性、诊断的挑战性与治疗的艺术性。

　　医学案例，是医生与患者共同书写的故事。医学不仅是科学，更是人文。希望读者通过阅读这些病例，可以感受到医学的复杂与温度。

　　感谢每一位参与编写的医务人员，共同把宝贵的经验与知识汇聚成册，希望本书能为临床同行提供参考。

　　感谢每一位读者，您的关注和支持，是我们前行的动力。

　　时间仓促，书中难免会存在一些瑕疵与不足，欢迎读者朋友批评、指正。

浙江中医药大学附属第一医院（浙江省中医院）

教授、主任中医师

王真

前　言

　　本书集结了近年来浙江省中医院呼吸与危重症医学科的经典案例，从病史介绍、诊治经过、分析讨论等方面进行了梳理，并辅以专家点评、文献回顾等内容，致力于帮助呼吸科医生从纷繁复杂的临床信息中抽丝剥茧，找到真相。这些案例涵盖感染、肿瘤等常见疾病，有些看似简单的案例背后却另有隐情，展现了临床的复杂性与挑战性，如尘肺病合并肺栓塞、肺癌合并喉癌等；有些案例还展示了少见病的诊疗过程，如恙虫病、Dieulafoy 病等；还有部分案例涉及呼吸内镜介入诊疗技术的应用，如支气管内单向活瓣、T 管与 Y 形金属支架等。

　　本书的重点在于总结当我们再次遇到类似的案例时应该具备的临床诊疗思维，而非仅仅依赖各种检查手段。对于复杂的案例，往往需要多学科协作诊疗。本书中的每一个案例均由主管医生提供，他们将诊疗心路历程详尽地呈现出来了。

　　此外，本书在编写过程中得到了浙江省中医院各科室众多专家的关心和支持，他们提出的专业见解和建议，极大地提高了本书的质量。感谢王真教授对这些案例作出的精彩点评。感谢浙江大学出版社的团队，他们认真、负责和高效的工作确保了本书能够及时且优质地出版。我们对所有参与本书编写、审核和出版过程的个人和机构表示衷心的感谢。

　　本书旨在为广大临床医生，特别是呼吸专科医生提供一些学习资料，希望临床医生能够从中借鉴经验、吸取教训，在临床实践中及时甄别并规范治疗，诚挚希望本书对读者的临床实践有所裨益。

由于编者能力有限，本书难免有一些疏漏和错误，敬请各位读者、同道批评指正。

编者

2024 年 12 月

目　录

第一篇　肿瘤篇

Case 1
肺癌免疫维持治疗并发喉癌

○　周晓青　陈瑞琳　顾潇枫

◆ 病　史

患者，男性，59 岁，因"确诊左肺恶性肿瘤 6 个月，咽痛 1 个月"于 2024-09-12 入住浙江省中医院。患者于 6 个月前因"咳嗽、气急"就诊，胸部 CT 示左肺门占位伴阻塞性肺炎、左肺不张，行支气管镜检查，活检组织病理结果为左肺高级别神经内分泌肿瘤伴坏死，考虑大细胞神经内分泌癌。头颅 MRI 示右侧颞叶、右侧脑室前角旁及左侧小脑多发结节样异常信号，考虑脑转移，临床分期 $T_{2b}N_2M_{1b}$，IV_A 期。予以依托泊苷＋卡铂＋阿替利珠单抗化疗联合免疫治疗 4 次，q3w，过程顺利，疗效评价部分缓解（partial response，PR）；序贯阿替利珠单抗单药维持性免疫治疗 4 次，q3w，疗效评价 PR。1 个月前患者无明显诱因出现咽痛，偶有咳嗽，干咳为主，声音嘶哑，无发热，无饮水呛咳，为求进一步治疗，收治入院。既往史：梗阻性肥厚型心肌病病史 5 年余，服用氯吡格雷抗凝、阿托伐他汀调脂；高血压病史 5 年余；前列腺增生病史。有吸烟史 30 年，20 支 /d，已戒 1 年。

◆ 入院查体

T 37.2℃，P 76 次 /min，R 17 次 /min，BP 114/82mmHg（ 1mmHg≈0.133kPa ）。锁骨上淋巴结未触及肿大，气管居中，胸廓无畸形。两肺呼吸音清，未闻及干湿啰音。心律齐，无杂音。腹软，无压痛，肝脾未触及肿大。

◆ 辅助检查

2024-02-19 治疗前血癌胚抗原（carcinoembryonic antigen，CEA）8.1ng/mL，

胃泌素释放肽前体（pro-gastrin-releasing peptide，Pro-GRP）1015.1pg/mL，神经元特异烯醇化酶（neuron-specific enolase，NSE）6.7ng/mL。胸部增强 CT（见图 1-1A、B）示左肺门占位，边缘分叶，增强扫描明显不均匀强化，考虑肺癌的可能性大，左肺阻塞性肺炎伴肺不张。头颅 MRI＋增强（见图 1-1C）示右侧颞叶、右侧脑室前角旁及左侧小脑多发结节样异常信号，考虑肺癌脑转移。支气管镜检查（见图 1-2A～C）示左主支气管远端新生物，阻塞管腔，触之易出血，予以高频电套圈完整切除。病理（见图 1-2D）示左肺高级别神经内分泌肿瘤伴坏死，考虑肺大细胞神经内分泌癌。免疫组化示 p53(80％＋)，Ki-67(60％＋)、CK7(－)、TTF-1(个别＋)、Napsin A(－)、P40(－)、P63(－)、Syn(＋)、CgA(部分＋)、CD56(＋)、RB1(－)。2024-04-19 治疗后肿瘤指标均较前下降，血 CEA 4.3ng/mL，Pro-GRP 33.3pg/mL，NSE 3.5ng/mL。

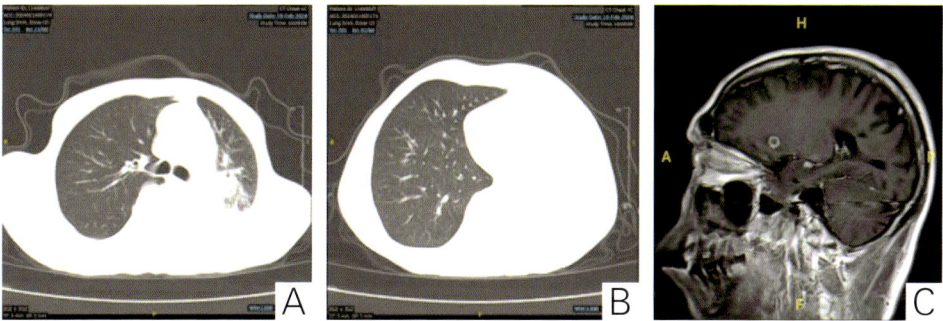

胸部 CT 示左肺门占位，肿块大小约 41mm×33mm（A），左肺阻塞性肺炎伴肺不张（B）。头颅 MRI 示颅内占位病变，考虑肺癌转移瘤（C）。

图 1-1　胸部 CT 影像与头颅 MRI 影像

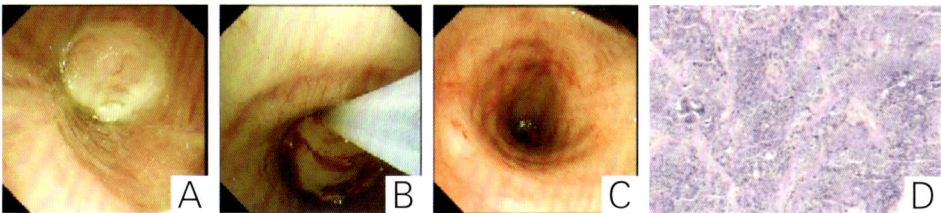

支气管镜检查见左主支气管远端的新生物阻塞管腔（A），高频电套圈完整切除（B），术后左主支气管远端通畅（C）。病理示肺大细胞神经内分泌癌（D）。

图 1-2　支气管镜与病理图像

◆ 诊疗经过

完善检查：头颅 MRI（见图 1-3A）示颅内病变较前明显缩小。喉部 MRI 平扫＋增强＋DWI（见图 1-3B）示左侧声门上区病变，不排除转移性病灶的可能，右侧可能为会厌谷囊肿。喉镜提示左侧梨状窝、环后区新生物，行支撑喉镜下喉病损切除术，术后病理（见图 1-3C）示鳞状细胞癌。

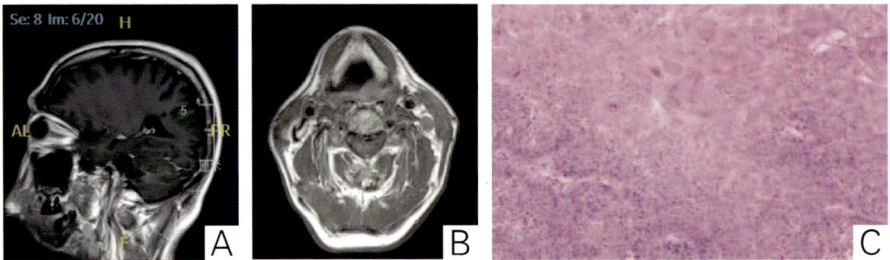

头颅 MRI 示颅内病变较前明显缩小（A），喉部 MRI 平扫＋增强＋DWI 示左侧声门上区病变（B）。左侧梨状窝新生物病理示鳞状细胞癌（C）。

图 1-3　头颅 MRI 影像、喉部 MRI 影像与病理图像

经过综合评估，患者喉鳞状细胞癌为局限期。2024-09-23 复位后行梨状窝恶性肿瘤根治性放疗联合分子靶向药物治疗，予以 IMRT 6MV-X 线；DT：PTV-G 69.96Gy/33F，PTV60 60Gy/33F，PTV54 54Gy/33F；联合尼妥珠单抗靶向治疗 6 次，其间维持阿替利珠单抗免疫治疗。2024-12-05 胸部 CT（见图 1-4A、B）示左侧支气管内未见明显异常密度影，喉部 MRI 平扫＋DWI（见图 1-4C）未见明显异常改变。目前阿替利珠单抗免疫维持治疗中，病情稳定。

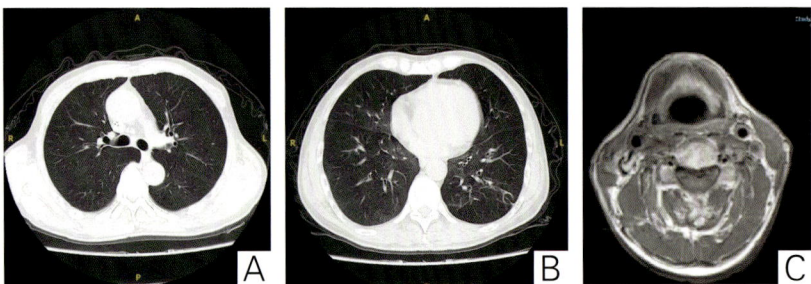

胸部 CT 示左侧支气管内未见明显异常密度影（A），肺完全复张（B）。喉部 MRI 平扫＋DWI 未见异常改变（C）。

图 1-4　胸部 CT 影像与喉部 MRI 影像

● 专家点评

肺大细胞神经内分泌癌（large cell neuroendocrine carcinoma，LCNEC）是一种相对罕见且侵袭性高的高级别神经内分泌肿瘤，约占肺原发性肿瘤的3%[1]。LCNEC预后不佳，晚期患者的中位总生存期（median survival time，MST）仅8～16个月[2]。在治疗上，对于可切除LCNEC患者，首选手术切除；对于局部晚期或转移性不可切除的LCNEC患者，由于缺乏前瞻性研究或强有力的证据来指导疾病的治疗，其最佳治疗策略仍未明确，多借鉴小细胞肺癌（small cell lung cancer，SCLC）和非小细胞肺癌（non-small cell lung cancer，NSCLC）的治疗方案。通过免疫组化及基因检测的运用，LCNEC在分子层面可分为小细胞样LCNEC和非小细胞样LCNEC。小细胞样LCNEC以 *RB1* 及 *TP53* 缺失为特征，而非小细胞样LCNEC与 *KRAS* 突变、*STK11/KEAP1* 基因突变和（或）*TP53* 突变相关。在化疗方面，非小细胞样LCNEC对含铂化疗（如吉西他滨/紫杉类＋铂类等）更敏感、患者获益更多，而小细胞样LCNEC则多采用SCLC标准方案（依托泊苷＋铂类）[3]。免疫治疗的兴起为LCNEC患者提供了新的治疗方向[4]。

喉癌在头颈部肿瘤中较为常见，男性发病率高于女性，主要病理类型为鳞状细胞癌，占全部喉癌的95%以上。早期喉癌多采用手术或单纯放疗的单一治疗模式，且两者的总体疗效相近[5]。对于局部晚期的喉癌患者，除T_1～T_2和部分T_3病灶外，大部分患者的手术治疗需包括全喉切除术，并联合术后放疗或放化疗[6]，而原发分期为T_4的患者，如有手术切除可能，则强烈建议手术治疗；若患者有保喉意愿，则放疗联合顺铂是常用的治疗模式[7]。研究显示，在放疗或同步放化疗基础上，联合尼妥珠单抗治疗，有助于改善三年总生存期（overall survival，OS）和无进展生存期（progression free survival，PFS）[8]。

本案例为中年男性，因确诊左肺LCNEC入院，在院治疗期间因咽痛发现喉鳞状细胞癌。LCNEC 合并喉鳞状细胞癌双原发肿瘤在临床上罕见，也是临床治疗的难点。患者经化疗、免疫治疗、放疗、靶向治疗等多种抗肿瘤治疗后双原发肿瘤均得到较好控制，颇为不易。通过支气管镜活检确诊 LCNEC，结合免疫组化结果 RB1（－），考虑小细胞样 LCNEC，分期为 $T_{2b}N_xM_{1b}$，$Ⅳ_A$ 期。因此，我们采用了广泛期 SCLC 的治疗方案，使用依托泊苷＋卡铂化疗联合阿替利珠单抗免疫治疗。在肺癌控制后，患者诊断出喉鳞状细胞癌，经多学科会诊后，采取根治性放疗联合尼妥珠单抗靶向治疗控制喉鳞状细胞癌，联合阿替利珠单抗免疫维持治疗，最终实现 LCNEC 及喉鳞状细胞癌双向控制的目标，延长了患者的生存期。

在临床诊疗中，肺癌患者出现声音嘶哑并不罕见，多为肿瘤或纵隔淋巴结压迫喉返神经所致。本案例中，患者的首发症状为咽痛，我们通常不够重视此类症状，并认为咽痛可能与肿瘤压迫相关，从而走入误区。因此，临床上切不可忽视每一个主诉，多一分警惕，便少一分遗漏。

◎ 参考文献

[1] DUARTE J C, FERREIRA S, VALÉRIO M X, et al. Large cell neuroendocrine lung carcinoma-A challenging rare tumour[J]. Pulmonology, 2023, 29(1): 102-103.

[2] ZHANG J T, LI Y, YAN L X, et al. Disparity in clinical outcomes between pure and combined pulmonary large-cell neuroendocrine carcinoma: a multi-center retrospective study[J]. Lung Cancer, 2020, 139: 118-123.

[3] XIA L, WANG L, ZHOU Z X, et al. Treatment outcome and prognostic analysis of advanced large cell neuroendocrine carcinoma of the lung[J/OL]. Sci Rep, 2022, 12(1): 16562[2025-01-22]. https://doi.org/10.1038/s41598-022-18421-3.

[4] SONG L, ZHOU F, XU T, et al. Clinical activity of pembrolizumab with or without chemotherapy in advanced pulmonary large-cell and large-cell neuroendocrine carcinomas: a multicenter retrospective cohort study[J/OL]. BMC Cancer, 2023, 23(1): 443[2025-01-22]. https://doi.org/10.1186/s12885-023-10952-w.

[5] PAKKANEN P, IRJALA H, ILMARINIEMI T, et al. Survival and larynx preservation in early glottic cancer: a randomized trial comparing laser surgery and radiation

therapy[J]. Int J Radiat Oncol Biol Phys, 2022, 113(1): 96-100.

[6] 曾泉, 李旻珉, 胡国华. 功能保全策略在喉癌治疗中的应用[J]. 中华耳鼻咽喉头颈外科杂志, 2020, 55(12): 1186-1190.

[7] FORASTIERE AA, GOEPFERT H, MAOR M, et al. Concurrent chemotherapy and radiotherapy for organ preservation in advanced laryngeal cancer[J]. N Engl J Med, 2003, 349(22): 2091-2098.

[8] GUAN M, ZHANG D, ZHAO Y, et al. Nimotuzumab combined with radiotherapy+/−chemotherapy for definitive treatment of locally advanced squamous cell carcinoma of head and neck: a metanalysis of randomized controlled trials[J/OL]. Front Oncol, 2024, 14: 1380428[2025-01-22]. https://doi.org/10.3389/fonc.2024.1380428.

Case 2
复合型肺癌

○ 周晓青　陈瑞琳　顾潇枫

◆ 病　史

患者，男性，76岁，因"右肺癌术后15个月，咳嗽1个月"于2024-10-07入住浙江省中医院。患者于15个月前因"咳嗽"查胸部CT示右肺上叶占位，考虑肺癌伴右肺门旁淋巴结肿大，两肺数枚结节灶，行右上叶切除＋右下叶楔形切除术。术后病理示：①右肺上叶尖段复合性小细胞癌（小细胞癌成分20％，大细胞神经内分泌癌成分70％，鳞状细胞癌10％），肿瘤大小3.5cm×3.0cm×3.0cm，支气管壁浸润伴坏死；②右肺下叶浸润性黏液腺癌，肺瘤大小0.8cm×0.8cm×0.5cm；③淋巴结2＋/7组见癌转移（神经内分泌癌成分和鳞状细胞癌成分），其中第2组气管旁组2＋/2枚，右上叶管口组1＋/4枚见癌转移，临床分期$pT_4N_2M_X$，III_B期。术后行依托泊苷＋卡铂方案化疗1次，化疗后患者出现乏力、大小便失禁、高热等不适，无法耐受，遂停化疗，仅予以中药治疗。此后每3个月定期复查，其间出现咳嗽、发热，诊断为肺部感染，治疗后好转。1个月前，患者再次出现咳嗽加重，干咳为主，咳少量白痰，无痰中带血，咳时气急，无发热，胸部CT示两肺结节灶，病灶较前增大、增多，考虑肿瘤术后复发，为求进一步诊治，收住入院。既往史：高血压病史10余年。有吸烟史50年，30支/d，已戒5年。

◆ 入院查体

T 36.3℃，P 86次/min，R 18次/min，BP 161/98mmHg。左侧锁骨上可触及淋巴结肿大，直径约2cm，质中，椭圆形，边界清，位置固定。气管居中，胸廓无畸形。右肺呼吸音低，左肺呼吸音粗，未闻及干湿啰音。心律齐，未闻及杂音。腹软，无压痛，肝脾未触及肿大。

◆ **辅助检查**

2023-05-22 胸部 CT（见图 2-1A、B）示右肺上叶占位，考虑肺癌伴右肺门旁淋巴结肿大，边缘见浅分叶，两肺数枚结节灶，较大者位于右下叶，界清。2024-09-25 胸部 CT（见图 2-1C、D）示右肺上叶术后改变，两肺多枚结节灶，较前结节增多、增大，右肺门饱满，纵隔内多枚增大淋巴结，胸腔、心包腔少量积液。血 CEA 9.8ng/mL，NSE 8.3ng/mL，细胞角蛋白 19 片段（CYFRA 21-1）11.55ng/mL，鳞癌相关抗原（squamous cell carcinoma antigen，SCC）1.56ng/mL。

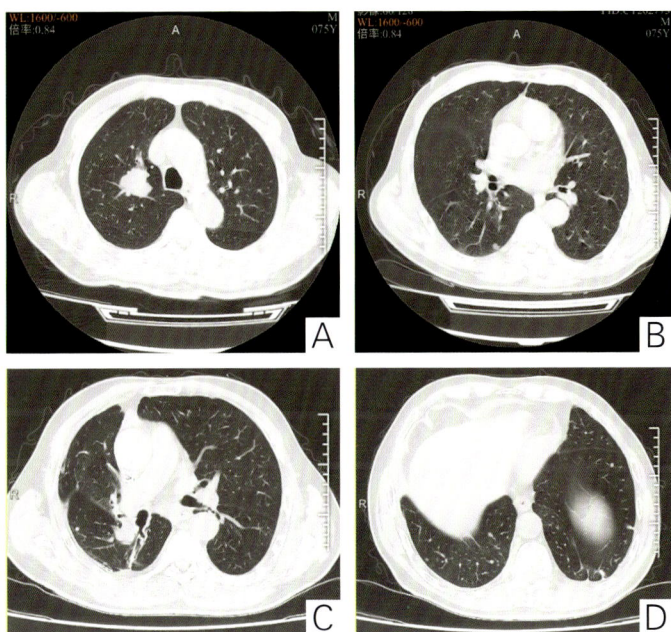

术前胸部 CT 示右肺上叶占位伴右肺门旁淋巴结肿大，29mm×31mm，边缘见浅分叶（A）；右下叶结节，7mm×5mm，界清（B）；术后 15 个月胸部 CT 示右肺术后改变，术区及右肺门软组织影，考虑肿瘤复发（C）；两肺多发结节灶，考虑转移（D）。

图 2-1　胸部 CT 影像

◆ **诊疗经过**

完善检查：B 超（见图 2-2A）示双侧锁骨上内探及多个低回声结节，右侧较大的结节大小约为 1.5cm×1.3cm，左侧较大的结节大小约为 2.7cm×1.3cm，椭圆形，边界尚清，皮髓质回声分界不清，CDFI示其内可见少许血流信号。为明确术后复发肿瘤的性质，行局部麻醉下左侧锁骨上淋巴结切除术，病理（见图2-2B）示淋巴结转移性低分化癌，结合免疫组化及病史考虑复合性大细胞神经内分泌癌（大细胞神经内分泌癌为主，可见少量鳞状细胞癌）。免疫组化示P53（95%突变）、Ki-67（90%＋）、P63（部分＋）、P40（部分＋）、CK5/6（部分＋）、TTF-1（－）、CK7（－）、Napsin A（－）、Syn（灶性＋）、CgA（灶性＋）、CD56（灶性＋）、RB1（－）、INSM1（部分＋）、Vim（－）、CK（pan）（＋）、SMARCA4（＋）。肺癌基因检测未见 *EGFR*、*ALK*、*ROSE*、*MET*、*KRAS* 等相关基因突变，见 *FGFR1*、*PIK3CA* 基因扩增，*TP53* 突变。免疫组化 PD-L1 表达阴性（TPS＜1%，CPS 2）。临床分期为 $T_4N_3M_{1a}$，IV_A 期。

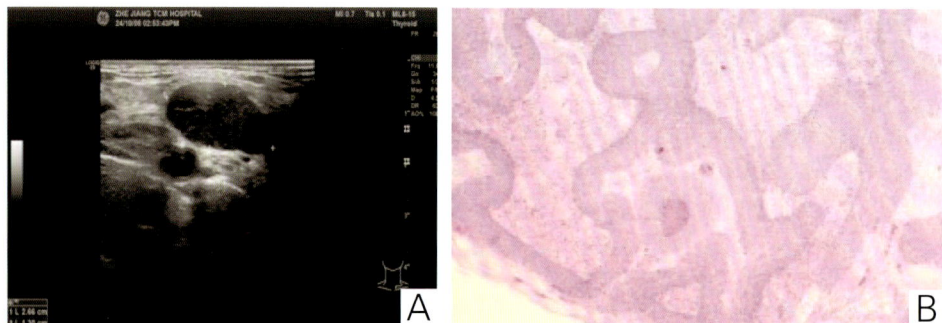

B超示左侧锁骨上内探及多个低回声结节（A）。左锁骨上淋巴结病理示复合性大细胞神经内分泌癌（B）。

图2-2 B超图像与病理图像

予以依托泊苷＋卡铂方案化疗，联合斯鲁利单抗免疫治疗，q3w，过程顺利，患者咳嗽缓解。一个周期后复查血 CEA 6.5ng/mL，NSE 3.9ng/mL，SCC 1.76ng/mL，Pro-GRP 57.3pg/mL。复查胸部CT（见图2-3A～F）示右肺术后改变，术区及右肺门软组织影，结合病史考虑肿瘤术后复发，较前稍缩小；两肺多发结节，考虑转移，较大者位于左肺上叶，大部分病灶较前缩小。疗效评价PR。目前患者在规律化疗联合免疫治疗的过程中，病情稳定。

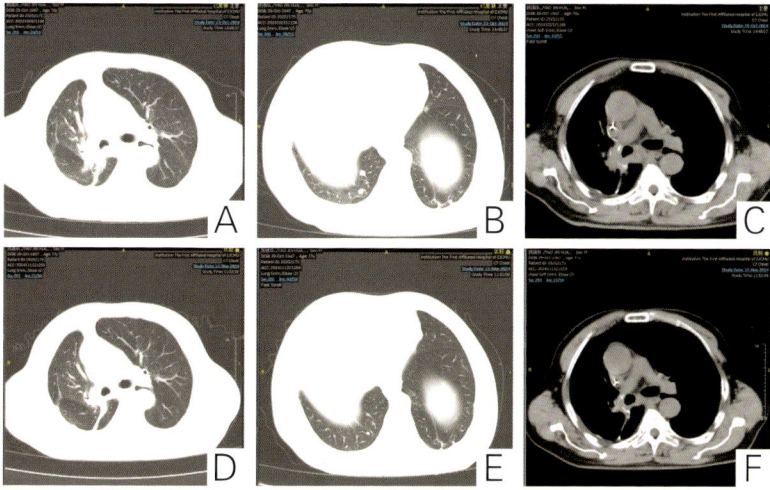

治疗前胸部 CT 肺窗见术区及右肺门软组织影，范围约 44mm×32mm（A）；两肺多发结节（B）；纵隔窗见术区及右肺门软组织影（C）；治疗后胸部 CT 肺窗见术区及右肺门软组织影，范围较前稍缩小（D）；两肺多发结节较前缩小，散在条索状、条片状模糊影（E）；纵隔窗见术区及右肺门软组织影，范围较前稍缩小（F）。

图 2-3　胸部 CT 影像

● 专家点评

　　复合型小细胞肺癌（combined-small cell lung cancer，C-SCLC）是指小细胞肺癌同时伴有其他任何 NSCLC 成分，如腺癌、鳞状细胞癌、大细胞神经内分泌癌等[1]，当伴有大细胞神经内分泌癌或大细胞癌时，大细胞神经内分泌癌或大细胞癌成分比例须不低于 10%，而伴有其他 NSCLC 成分时，则无比例要求[2]。

　　与纯小细胞肺癌（pure-small cell lung cancer，P-SCLC）相比，C-SCLC 接受手术切除的获益更高。对于系统分期检查后无纵隔淋巴结转移的 $T_{1\sim2}N_0$ 局限期患者，可考虑手术切除，手术方式首选肺叶切除术＋肺门、纵隔淋巴结清扫术。术后进行依托泊苷＋顺铂/卡铂（EP/EC）辅助化疗，可改善 C-SCLC 患者的预后。值得注意的是，C-SCLC 的化疗敏感性较 P-SCLC 低，化疗有效率约为 50%，这可能与混杂 NSCLC 细胞成分有关，EP/EC 标准方案仍为最优选的化疗方案[3]。

本案例为中年男性，外院手术病理示右肺上叶复合型小细胞癌合并右肺下叶浸润性黏液腺癌双原发肿瘤，其中小细胞癌成分占 20%，大细胞神经内分泌癌成分占 70%，鳞状细胞癌成分占 10%，其治疗策略需要综合考虑病理类型中各种成分的特性、患者的年龄和体能状态、合并症等整体状况。患者因肿瘤复发入院，再次活检成为指导后续治疗的不二选择。行颈部高危淋巴结活检，病理明确为复合型大细胞神经内分泌癌（大细胞神经内分泌癌为主，鳞状细胞癌为次），免疫组化 Syn、CgA、CD56 灶性表达阳性，符合神经内分泌肿瘤的特征。结合免疫组化 RB1（－）、患者整体状况及既往治疗反应史，采用 SCLC 经典化疗 EP 方案联合斯鲁利单抗免疫治疗，获得良好疗效。

此案例强调了对复合型肺癌进行全面评估和个体化治疗的重要性。化疗和免疫治疗的联合应用为患者提供了更好的生存获益，但也需要注意药物的副作用和患者的耐受情况，密切监测和方案的及时调整是中晚期肿瘤患者管理的核心要素。

◎ **参考文献**

[1] 中华医学会肿瘤学分会. 中华医学会肺癌临床诊疗指南（2024 版）[J]. 中华医学杂志, 2024, 104(34): 3175-3213.

[2] RASO M G, BOTA-RABASSEDAS N, WISTUBA II. Pathology and classification of SCLC[J/OL]. Cancers (Basel), 2021, 13(4): 820[2025-01-22]. https://doi.org/10.3390/cancers13040820.

[3] RASO M G, BOTA-RABASSEDAS N, WISTUBA II. Overcoming chemotherapy resistance in SCLC[J]. J Thorac Oncol, 2021, 16(12): 2002-2015.

Case 3
肺炎型肺癌并肺栓塞

○ 王雅琴　王　颖　郑苏群

◆ 病　史

患者，女性，67岁，因"咳嗽、咳痰，伴胸闷1个月"于2021-12-07入住浙江省中医院。患者于1个月前出现咳嗽、咳痰，痰白、量多，伴胸闷，平地行走100m即觉胸闷、气急，无发热、无夜间盗汗、无咯血、无胸痛等不适。起初未予以重视，口服中药治疗后症状未见缓解，门诊胸部CT示两肺感染性病变，为求进一步治疗，收治入院。既往史：高血压病史3年余，睡眠障碍病史3年余，抑郁状态3年余，17年前行子宫肌瘤切除术。否认吸烟史。

◆ 入院查体

T 37.7℃，P 110次/min，R 21次/min，BP 146/83mmHg。锁骨上淋巴结未触及肿大，胸廓无畸形。两肺呼吸音粗，下肺闻及湿啰音，未闻及哮鸣音。心律齐，无杂音。腹软，无压痛，肝脾未触及肿大。

◆ 辅助检查

2021-12-07血白细胞计数 5.0×10^9/L，中性粒细胞百分比80%，超敏C反应蛋白34.08mg/L，降钙素原0.237μg/L，CEA 3.6ng/mL。鼻拭子新冠病毒核酸阴性。胸部CT（见图3-1A～C）示两肺感染性病变，建议治疗后复查。肺功能示舒张前为轻度混合性通气功能障碍，支气管舒张试验阴性。

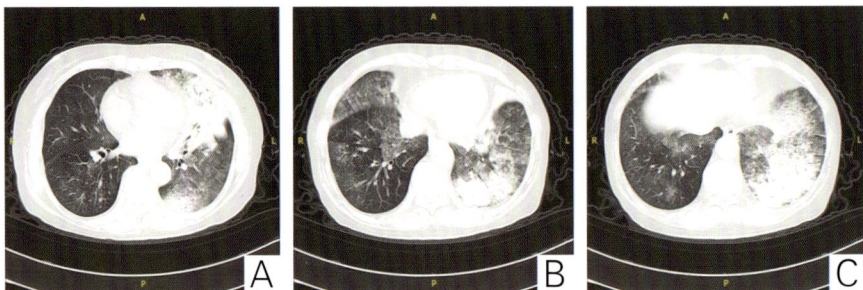

胸部 CT 示两肺多发团片影、结节状影，左肺明显（A～C）。

图 3-1　胸部 CT 影像

◆ **诊治经过**

　　痰培养、真菌培养、结核分枝杆菌涂片等病原学检测结果均为阴性；肺炎支原体抗体、ANCA、ANA、GM 试验、G 试验均为阴性；脑钠肽（BNP）正常；D-二聚体 1.31mg/L；动脉血气分析示：pH 7.421，氧分压 67.8mmHg，二氧化碳分压 34.7mmHg（吸氧浓度 FiO_2 40%，氧合指数 170）。予以莫西沙星抗感染、氨溴索止咳化痰等治疗。患者存在 I 型呼吸衰竭，D-二聚体偏高，不能排除肺动脉栓塞，遂行双下肢深静脉 B 超，提示右下肢肌间静脉血栓形成，右下肢腘静脉血流瘀滞。肺动脉 CTA（见图 3-2A～C）示左肺上叶舌段肺动脉、左肺下叶肺动脉充盈缺损，相应区域团片状渗出。予以积极抗凝治疗，患者仍间歇发热，咳嗽、咳痰、胸闷气促明显。

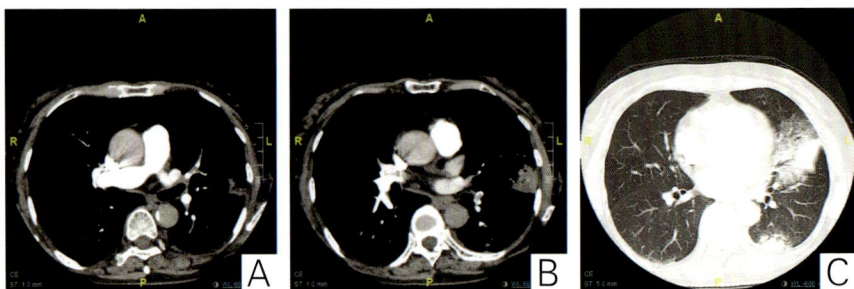

肺动脉 CTA 示左肺上叶舌段肺动脉充盈缺损（A），左肺下叶肺动脉充盈缺损（B），相应区域团片状渗出，胸膜下楔形改变（C）。

图 3-2　肺动脉 CTA 影像

　　结合患者症状、影像学表现及既往肺部小结节病史，考虑恶性肿瘤可能。但患者支气管镜检查风险大，无法耐受，遂予以多次痰液细胞学检查，痰液基细胞学病理（见图 3-3A、B）示找到腺癌细胞。痰液细胞蜡块基因检测示 *EGFR 19* 外显子缺失突变阳性，PD-L1 表达 2%。综合评估，骨 ECT 示颅骨、颈椎局部、右坐骨、右骶髂关节、双髋关节骨质代谢活跃，头颅 MRI 未见异常，肺腺癌，临床分期 $T_4N_0M_{1c1}$，ⅣB 期。2021-12-22 起予以第三代表皮生长因子受体酪氨酸激酶抑制剂（epidermal growth factor receptor-tyrosine kinase inhibitorepidermal，EGFR-TKI）奥希替尼（80mg/d，口服）靶向治疗，1 周后咳嗽、咳痰、气急症状明显缓解。

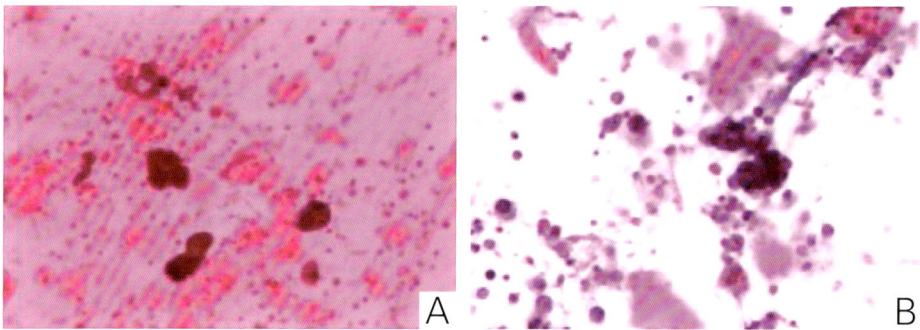

痰涂片找到腺癌细胞（A），痰液基细胞学找到腺癌细胞（B）。

图 3-3　细胞学病理图像

　　抗凝＋生物靶向抗肿瘤药物规律应用 1 个月后，复查肺动脉 CTA（见图 3-4A～D）示肺动脉未见明显充盈缺损及管腔狭窄，两肺团片状及结节状病灶较前明显缩小。

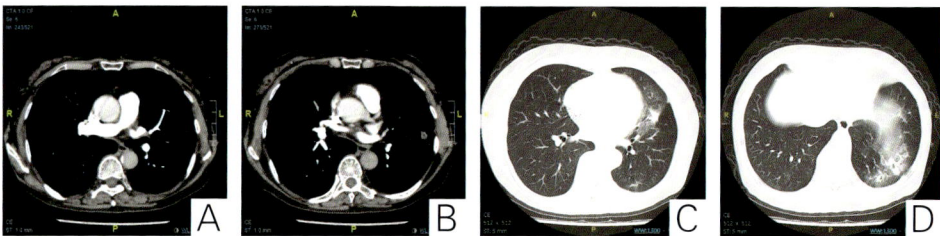

肺动脉 CTA 示左肺上叶舌段肺动脉未见充盈缺损（A），左肺下叶肺动脉未见充盈缺损（B），相应区域团片状及结节状病灶较前明显缩小（C、D）。

图 3-4　肺动脉 CTA 影像

规律应用奥希替尼 10 个月后，患者咳嗽症状再次发作，2023-10-16 胸部 CT（见图 3-5A、B）示左肺多发病变，考虑肺癌伴阻塞性肺炎、肺内转移，病变较前明显进展，考虑靶向药物耐药。为再次基因检测指导后续治疗，行支气管镜检查，见左侧支气管黏膜充血，有少量白色泡沫样痰，肺泡灌洗液基、毛刷液基均未见肿瘤细胞。遂行 CT 引导下经皮肺穿刺活检术（见图 3-5C），病理（见图 3-5D）示左肺上叶肺腺癌，免疫组化示 P53（5%＋）、Ki-67（5%＋）、CK7（＋）、TTF-1（＋）、Napsin A（＋）、CK5/6（－），P40（－）、P63（－）、HER-2（0）、EGFR（＋）。

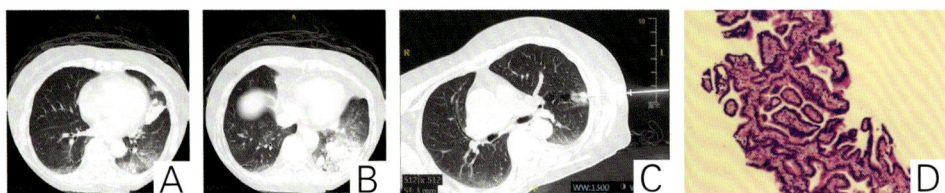

胸部 CT 示左肺多发团片状影及结节状影，边缘模糊（A、B），左肺上叶结节穿刺活检（C），病理示肺腺癌（D）。

图 3-5　胸部 CT 影像与病理图像

穿刺标本再次行基因检测示 *EGFR 19* 外显子，*p.L747_A750 delinsP*，突变丰度 28.12%；*EGFR 20* 外显子，*p.C797S*，突变丰度 17.35%；*CTNNB1 3* 外显子，*p.S37F*，突变丰度 57.02%。根据基因检测结果，2023-11-02 起调整靶向药物为吉非替尼片 0.25g/d。治疗 2 个月后，复查胸部 CT（见图 3-6A～C）示两肺团片状及结节状病灶较前明显缩小。此后定期复查，病情稳定。

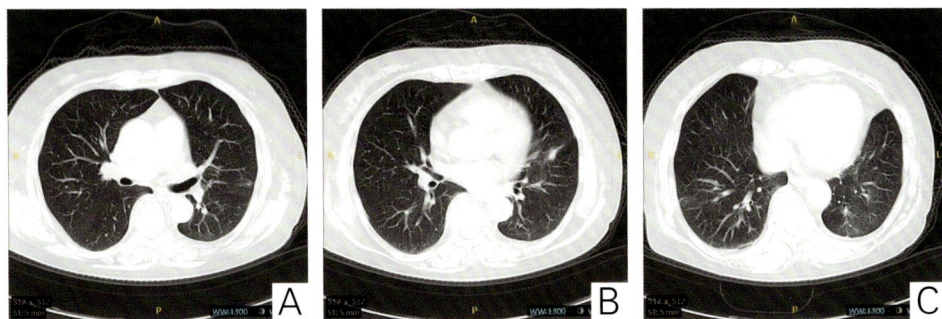

胸部 CT 示两肺团片状及结节状病灶较前明显缩小（A～C）。

图 3-6　胸部 CT 影像

● 专家点评

肺炎型肺癌是一种在影像学上和临床上有特殊表现的肺癌，是一种炎性反应型或实变型肺癌的影像学描述，其在解剖学分类中可归属于周围型肺癌[1]。肺炎型肺癌最典型的 CT 影像表现为肺实质弥漫性浸润，主要为肺外周带斑片状实变影及磨玻璃结节影[2]，常见临床表现为类似肺炎的症状，如发热、咳嗽、咳痰、气促等，临床上当反复抗感染无效时，建议排查肺肿瘤性疾病[3]。

肺癌是肺血栓栓塞症（pulmonary thromboembolism，PTE）独立的危险因素之一。就病理类型而言，腺癌发生静脉血栓栓塞症（venous thromboembolism，VTE）的风险比鳞状细胞癌高 3 倍，是 PTE 的独立危险因素[4, 5]，可能与黏蛋白致凝血因子的分泌、血小板激活和毛细血管循环中微血栓的形成有关[5]。腺癌较其他类型的肺癌更容易转移，也有助于解释血栓的形成。就肿瘤分期而言，初诊时的晚期肺癌（Ⅲ、Ⅳ期）是 PTE 相关的独立危险因素[6]。肺癌合并肺栓塞患者的常见临床表现以不明原因的呼吸困难、咳嗽、发热为主[4]。临床上晚期肺癌患者疾病进展时，除了考虑肿瘤进展外，还需考虑 PTE 的可能。

本案例为中老年女性，以发热、咳嗽、咳痰、气急为首发症状，患者炎症指标高，胸部 CT 可见双肺多发片状及实变影，根据其症状、实验室检查、影像等资料，首先考虑感染，但经验性抗感染治疗效果欠佳。诊治过程中，虽明确合并肺动脉栓塞，经抗凝治疗后症状仍未缓解。患者整体状态差，支气管镜等检查操作受限，而痰液细胞学检查是肺癌病理诊断中最简单、易行的检查方法，与经皮肺穿刺、支气管镜和胸腔镜等检查手段相比，具有检查无创、简便易行等优势，对于不能耐受有创检查的患者，不失为一种替代检查手段。靶向药物治疗过程中，耐药后再次进行组织病理检查明确耐药机制是肺癌精准治疗的关键环节。本案例患者在奥希替尼治疗后出现 *C797S* 突变。*C797S* 突变有三种情况：单

纯 *C797S* 突变、*T790M/C797S* 顺式突变、*T790M/C797S* 反式突变，需要根据突变类型来选择应对策略。本案例为单纯 *C797S* 突变。有研究显示，奥希替尼一线治疗后发生的单纯 *C797S* 突变不与 *T790M* 突变同时出现，吉非替尼等第一代或第二代 EGFR-TKI 对其仍有抑制作用[7]。

对于疑难重症患者，在治疗效果欠佳的情况下，需要及时调整治疗思路。结合临床经验与客观条件对疑难危重症进行诊疗，是我们临床医生不断努力突破的方向，希望本案例能给临床医生一些启发和思考。

◎ 参考文献

[1] 庆浩, 张诗杰. 原发性肺黏液腺癌的临床现状及研究进展[J]. 中国综合临床, 2023, 39(4): 261-265.

[2] LIU Y, LI J, WANG S, et al. Advanced pneumonic-type lung carcinoma:a retrospective study of clinical-radiological-pathological characteristics with survival analysis in a single Chinese hospital[J]. Chinese J Lung Can, 2019, 22(6): 329-335.

[3] 何薇, 韩玉, 吴桢珍, 等. 原发性肺黏液腺癌的临床特征及预后分析[J]. 国际呼吸杂志, 2023, 43(7): 816-823.

[4] 孙薇, 王海燕, 文仲光, 等. 肺癌并发肺栓塞患者的临床特征[J]. 中华结核和呼吸杂志, 2016, 39(3): 198-202.

[5] MA L, WEN Z G. Risk factors and prognosis of pulmonary embolism in patients with lung cancer[J/OL]. Medicine (Baltimore), 2017, 96(16): e6638[2025-01-22]. https://doi.org/10.1097/MD.0000000000006638.

[6] NICOLE M K, KUDERER M S, PONIEWIERSKI E, et al. Predictors of venous thromboembolism and early mortality in lung cancer: results from a global prospective study (CANTARISK)[J]. Oncologist, 2018, 23(2): 247-255.

[7] BERTOLI E, DE CARLO E, DEL CONTE A, et al. Acquired resistance to osimertinib in EGFR-mutated non-small cell lung cancer: How do we overcome it?[J/OL]. Int J Mol Sci, 2022, 23(13): 6936[2025-01-22]. https://doi.org/10.3390/ijms23136936.

Case 4
快速进展高龄小细胞肺癌

○ 周晓青 顾潇枫 陈瑞琳

◆ **病　史**

　　患者，男性，86岁，因"咳嗽、咳痰1个月，加重伴胸闷气急2周"于2024-09-30入住浙江省中医院。患者于1个月前出现咳嗽、咳痰，无发热，无胸闷气急，当时未予以重视。2周来，患者咳嗽、咳痰较前加重，咳黄黏痰，伴胸闷气促，活动后明显，遂于外院就诊，口服头孢菌素类药物，疗效不佳。患者自觉胸闷气促明显，夜间尚可平卧，伴恶心、纳差、乏力，小便量少，双下肢凹陷性水肿，为求进一步治疗，收治入院。既往史：高血压病史25年，糖尿病病史17年余，冠心病病史10年余，高尿酸血症病史5年余；慢性肾衰竭病史半年，最高血肌酐140μmol/L，口服金水宝片、参乌益肾片，控制一般；40余年前于外院行胆囊切除术，10余年前行疝修补术和双侧腮腺肿瘤切除术，9年前行心脏起搏器植入术。有吸烟史40年，30支/d，已戒10年。

◆ **入院查体**

　　T 37℃，P 66次/min，R 18次/min，BP 125/59mmHg。右侧锁骨上淋巴结可触及肿大，质中，直径约2cm，椭圆形，边界清，可移动。气管居中，胸廓无畸形。两肺呼吸音粗糙，闻及干湿啰音。心律齐，无杂音。腹软，无压痛，肝脾未触及肿大，双下肢中度凹陷性水肿。

◆ **辅助检查**

　　2024-09-28胸部CT（见图4-1A、B）示左肺门及左肺团块影，伴左肺阻塞性肺炎，考虑肿瘤性病变可能，建议行增强扫描，纵隔内多发肿大淋巴结，两侧胸腔积液，主动脉及冠脉管壁钙化。血 CA125 144.7U/mL，CYFRA 21-1 11.16ng/mL，NSE 90.1ng/mL。

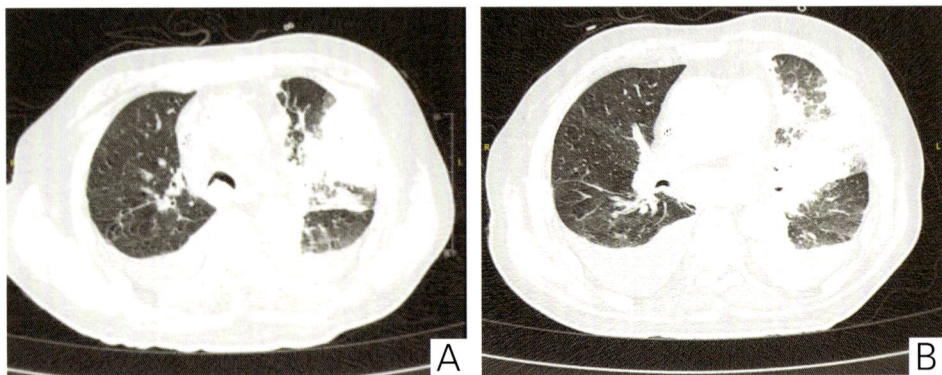

胸部 CT 示左肺上叶及肺门团块状高密度影，大小约为 65mm×67mm，边界不清（A）；部分支气管闭塞，左肺多发斑片模糊影（B）。

图 4-1　胸部 CT 影像

◆ 诊疗经过

B 超示双侧胸腔少许积液，双侧锁骨上探及多个低回声结节，右侧较大结节大小约 2.3cm×1.3cm，左侧较大结节大小约 1.3cm×1.2cm，椭圆形，边界尚清，髓质回声消失。CDFI 示其内可见少许血流信号，遂行 B 超引导下右侧锁骨上淋巴结穿刺活检送病理。次日，患者胸闷气急明显加重，予以经鼻高流量氧疗，流速 55L/min，吸氧浓度 FiO_2 85%，指尖血氧饱和度 SpO_2 维持在 88%～91%。动脉血气分析示 pH 7.305，氧分压 67.7mmHg，二氧化碳分压 51.5mmHg。2024-10-08 床旁胸片（见图 4-2A）示左侧胸腔积液伴肺不张，其内病变显示欠佳，右肺散在炎症伴胸腔积液。遂先后行左侧、右侧胸腔穿刺置管引流术，予以胸腔积液常规、生化、肿瘤、病理检查。术后患者胸闷症状略有改善。2024-10-09 胸部 CT（见图 4-2B、C）示左肺及肺门团块影，伴阻塞性肺不张，考虑肿瘤性病变，右肺炎症较前新见，纵隔内多发肿大淋巴结，两侧胸腔积液。两侧胸腔积液细胞学检查均提示找到少量异型细胞，考虑小细胞肺癌。右锁骨上淋巴结穿刺标本病理（图 4-2D）示符合浸润或转移性小细胞肺癌。

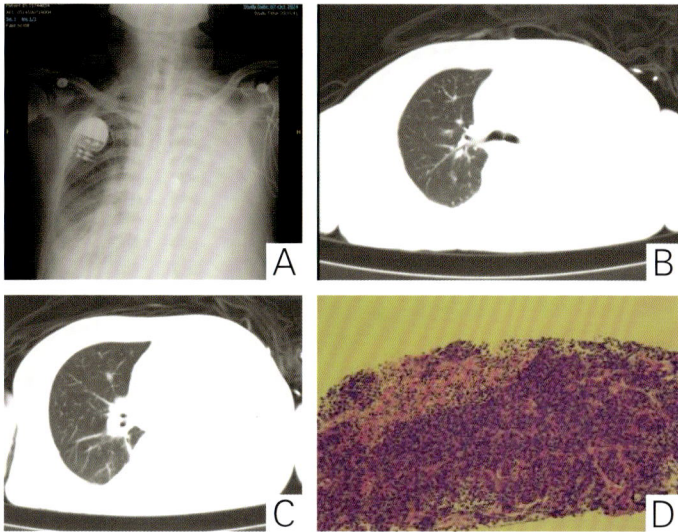

床旁胸片示左肺野透亮度减低伴大片状高密度影，右肺野散在多发斑片状模糊影（A）；胸部 CT 示左肺上叶及肺门团块状高密度影，大小约 65mm×67mm，边界不清，支气管闭塞，伴左肺完全实变、不张（B、C）；右锁骨上淋巴结病理示浸润或转移性小细胞肺癌（D）。

图 4-2　胸部 X 线、胸部 CT 影像与病理图像

　　根据病理结果及相关检查诊断为左肺小细胞肺癌广泛期，给予依托泊苷＋卡铂方案化疗联合斯鲁利单抗免疫治疗，并间歇行双侧胸腔积液引流缓解症状。一个周期后，复查胸部 CT（见图 4-3A、B）示左肺及肺门团块影较前范围缩小。目前患者规律行化疗＋免疫治疗中，病情平稳。

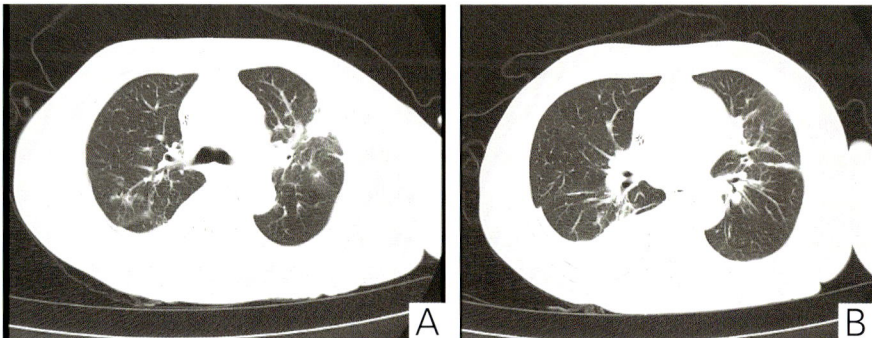

胸部 CT 示左肺上叶及肺门团片状高密度影，较大层面范围约 61mm×22mm，较前范围缩小（A）；左肺多发斑片模糊影较前减少（B）。

图 4-3　胸部 CT 影像

● **专家点评**

SCLC 是一种恶性程度极高的神经内分泌肿瘤，有高度侵袭性，早期极易发生远处转移，有 60%～70% 的 SCLC 患者在初次诊断时已处于广泛期，预后极差[1]。对于局限期 SCLC，治疗方案可包括手术和辅助铂类化疗等；对于广泛期 SCLC，全身化疗联合或不联合免疫治疗是当前的主要推荐治疗[2]。依托泊苷联合顺铂或卡铂是广泛期 SCLC 一线治疗的标准方案。而对于老年广泛期 SCLC 患者，尤其是 PS 评分为 3～4 分的广泛期 SCLC 患者，标准化疗引发的诸如骨髓抑制、肝肾功能损伤、神经损伤等副作用的概率更高。因此，对于无法耐受标准化疗的老年广泛期 SCLC，也可采用单药方案或减量联合方案。此外，靶向 PD-1 或 PD-L1 的免疫检查点抑制剂在 SCLC 的治疗中也显示出良好的临床疗效，化疗联合免疫治疗成为广泛期 SCLC 的优选推荐。研究发现，与单纯化疗相比，免疫治疗联合化疗可以为患者带来更为显著的生存获益[3]。

本案例为老年男性，以咳嗽、咳痰伴胸闷气急入院，结合实验室检查、胸部 CT、右侧锁骨上淋巴结穿刺病理及胸腔积液病理，明确诊断为广泛期 SCLC。该老年患者的基础疾病较多，肾功能不全，体质极差，且疾病进展迅速，住院等待病理结果期间，并发 II 型呼吸衰竭，PS 评分 3 分，抗肿瘤方案成为临床难点。通过与家属充分沟通后，决定采用依托泊苷＋卡铂化疗联合斯鲁利单抗免疫治疗，结合患者年龄和身体状态，联合化疗方案实施了减量处理，最终病情得到控制。

本案例展示了快速进展的高龄小细胞肺癌患者的诊疗挑战，强调了早期快速诊断、多模式治疗策略、合并症管理以及个体化治疗的重要性。当面对快速进展的肺癌时，先救命、后治病，切不可轻言放弃。此外，高龄不是晚期肿瘤患者的绝对治疗禁忌，有时医学需要放手一搏，但所有的大胆尝试都必须符合临床诊疗规范、合乎道德伦理。

◎ **参考文献**

[1] LI D, XU X, LIU J, et al. Small cell lung cancer (SCLC) incidence and trends vary by gender, geography, age, and subcategory based on population and hospital cancer registries in Hebei, China (2008-2017)[J]. Thorac Cancer, 2020, 11(8): 2087-2093.

[2] RUDIN C M, BRAMBILLA E, FAIVRE-FINN C, et al. Small-cell lung cancer[J/OL]. Nat Rev Dis Primers, 2021, 7(1): 3[2025-01-22]. https://doi.org/10.1038/s41572-020-00235-0.

[3] SINGH H, BEAVER J A, PAZDUR R. Immunotherapy for patients with small-cell lung cancer-2 gains, 2 losses[J]. JAMA Oncol, 2022, 8(1): 37-38.

Case 5
晚期肺腺癌挽救性治疗

○ 王雅琴　王　颖　陈瑞琳

◆ 病　史

患者，女，61岁，因"确诊右肺腺癌21个月，左侧肢体无力1周"于2023-12-17入住浙江省中医院。患者于21个月前洗澡时触及右侧乳房肿块，按压疼痛，于乳腺科就诊，行病灶活检，病理示转移性腺癌。其间行胸部CT，示右肺门占位，血CEA高达2864.7ng/mL，支气管镜活检病理示肺腺癌，基因检测示EGFR、KRAS、HER2、MET、PIK3CA均为阴性。综合评估发现骨、头颅、乳腺多处转移，临床分期$T_3N_3M_{1c2}$，IV_B期。确诊后，患者于2022年4月至8月行培美曲塞＋卡铂化疗联合替雷利珠单抗免疫治疗6个周期，q3w，疗效评价PR，血CEA一度降到1142.6ng/mL。2022年5月，因"骨继发恶性肿瘤伴骨痛"行$^{89}SrCl_2$ 4mCi内放射治疗；2022年6月，因"右额叶占位较前增大"行全脑放疗6MV-X线DT PTV 30Gy/10F；2022年9月起，因免疫相关性肺炎停用替雷利珠单抗，改用培美曲塞联合贝伐珠单抗治疗2个周期，q3w，疗效评价疾病进展（progressive disease，PD）；2022年11月起，使用多西他赛联合贝伐珠单抗治疗2个周期，q3w，血CEA降至941.9ng/mL，疗效评价PR，出现IV度骨髓抑制后停用；10个月前起，口服安罗替尼单药抗血管联合替雷利珠单抗免疫治疗，其间定期复查，病灶缓慢进展，血CEA缓慢升高至4354.1ng/mL；1个月前，因咯血停用安罗替尼；1周前，患者无明显诱因出现左侧肢体无力，口眼歪斜，饮水呛咳，时有咳嗽、咳痰，为求进一步诊治，收住入院。否认吸烟史。

◆ 入院查体

T 37.1℃，P 85次/min，R 18次/min，BP 123/88mmHg。神志清，口齿稍

含糊，嘴角向右歪斜，左右额纹对称，左侧鼻唇沟变浅。双侧瞳孔等圆等大，对光反射灵敏。颈软，胸廓无畸形，无肋间隙增宽。双肺叩诊清音，右肺呼吸音低，左肺呼吸音粗，未闻及干湿啰音。心律齐，心音正常，无杂音。双乳对称，右乳外下象限可及肿块，直径约 3cm，质硬，边界不清，活动度差，压痛（－），左乳未触及明显肿块。双腋下及双锁骨上区可及明显肿大淋巴结，最大直径约 2cm。腹部无压痛，肝脾未触及，双下肢无水肿，左侧肢体肌力 0 级，右侧肢体肌力 5 级，四肢肌张力正常，右侧巴宾斯基征阴性，左侧巴宾斯基征未引出。

◆　辅助检查

2022 年 4 月乳腺 MRI（见图 5-1A）示右乳内上后带肿块影伴周围渗出性改变，考虑乳腺癌，BI-RADS 6 级。胸部 CT（见图 5-1B）示右肺门肿块伴支气管狭窄。支气管镜见右下叶基底段新生物，7 组、10R 组淋巴结肿大，活检病理（见图 5-1C）示右肺下叶基底段腺癌，免疫组化示 P53（90%＋）、Ki-67（40%＋）、CK7（＋）、TTF-1（＋）、Napsin A（＋）、CK5/6（－）、P40（－）、Syn（－）、CgA（－）、CD56（－）、ER（－）、PR（－）、HER2（1＋）、GATA-3（－）、SOX10（－）。

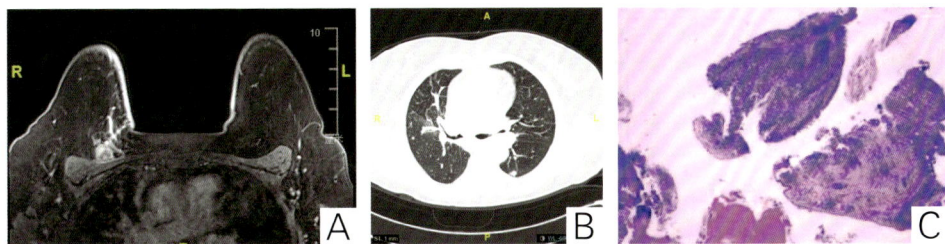

乳腺 MRI 示右乳内上后带大小约 21mm×17mm 的类圆形肿块影，病变信号 T2W 不均匀稍高信号，DWI 呈高信号（A）；胸部 CT 示右肺门软组织肿块，右肺下叶支气管狭窄，右肺内见片状模糊影，右肺门及纵隔内见肿大淋巴结（B），7 组淋巴结病理示肺腺癌（C）。

图 5-1　乳腺 MRI 影像、胸部 CT 影像与病理图像

2022-06-13 头颅 CT（见图 5-2A）示右额叶可见类圆形低密度灶，周围可见少许条状高密度影。2022-11-15 头颅 CT（见图 5-2B）示右侧额叶片状低密

度影，边界清，考虑转移灶，较前缩小。2023-02-11 肺部 CT（见图 5-2C）示右肺门不规则片状密度增高影，相应支气管狭窄。

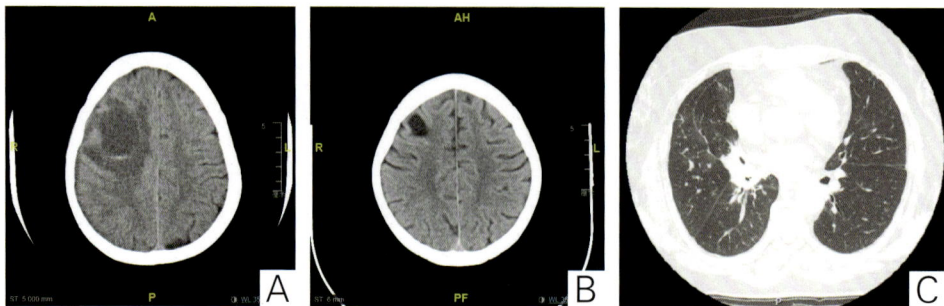

头颅 CT 示右额叶可见类圆形低密度灶，大小约 38mm×31mm，周围可见少许条状高密度影（A），头颅 CT 示右侧额叶片状低密度影，边界清，大小约 19mm×14mm，考虑转移灶，较前缩小（B），肺部 CT 示右肺门不规则片状密度增高影，相应支气管狭窄（C）。

图 5-2　头颅 CT 影像与胸部 CT 影像

◆ **诊治经过**

2023-12-17 头颅 CT（见图 5-3A～C）示右侧额叶转移，水肿范围较前增大，予甘露醇联合甘油果糖脱水降颅内压。2023-12-17 胸部 CT（见图 5-3D～F）示右肺门占位，伴远端阻塞性炎症、肺不张，右肺门及纵隔淋巴结肿大，两肺多发小结节，考虑转移瘤，较前明显进展。

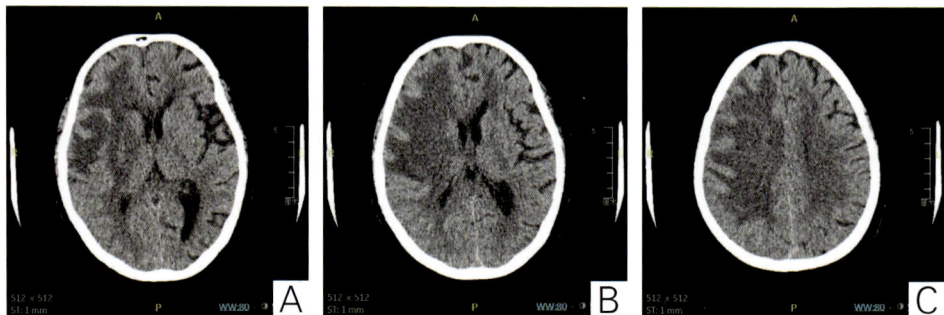

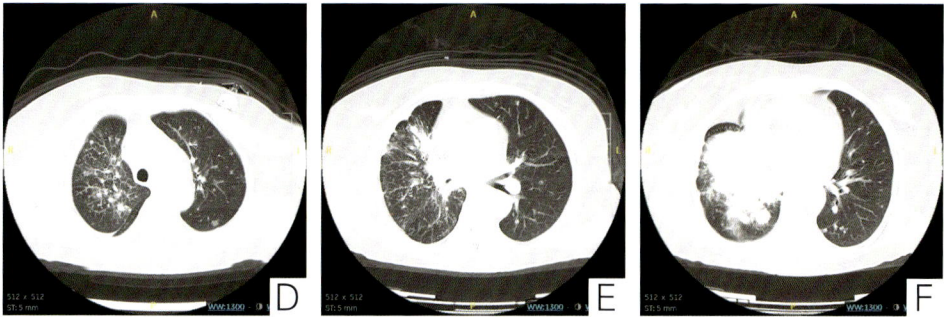

头颅 CT 示右侧额叶大片状低密度影伴其内类圆形更低密度影，右侧脑室受压变窄，右侧额叶脑瘤转移，水肿范围较前增大（A～C）；胸部 CT 示右肺门占位，伴远端阻塞性炎症、肺不张，右肺门及纵隔淋巴结肿大，两肺多发小结节，考虑为转移瘤，较前明显进展（D～F）。

图 5-3　头颅 CT 影像与胸部 CT 影像

　　患者肿瘤进展迅速，双侧锁骨上淋巴结肿大。经沟通，再次行穿刺明确肺癌基因变化，以确定有无靶向用药可能。B 超（见图 5-4A）引导下，行右侧锁骨上淋巴结粗针穿刺术，病理（见图 5-4B）示淋巴结穿刺组织为恶性肿瘤，符合肺腺癌转移，免疫组化示 Ki-67（60%＋）、CK7（＋）、TTF-1（＋）、Napsin A（＋）、CK5/6（－）、P40（－）、Syn（－）、CgA（－）、CD56（－）、RB1（＋/ 无缺失）、SSTR2（－）、TRPS1（－）。基因检测示 *EGFR19* 外显子缺失突变，丰度 24.56%，*KRAS*、*HER2*、*MET*、*PIK3CA* 突变均为阴性。

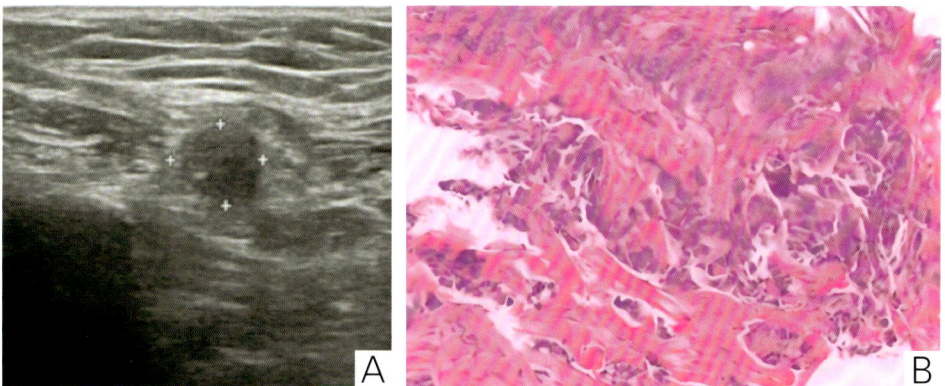

右侧锁骨上淋巴结 B 超示右侧锁骨上多个大小不等的淋巴结回声，边界清，较大一枚大小约 1.1cm×0.9cm（A），病理示恶性肿瘤，符合肺腺癌转移（B）。

图 5-4　B 超图像与病理图像

结合基因检测结果与头颅转移情况，2023-12-30 起予以口服伏美替尼 160mg/d 靶向治疗，患者左侧肌力较前明显好转，左侧上肢肌力 3 级，右侧下肢肌力 5-级。2024-06-06 复查头颅 CT（见图 5-5A～C）示右侧颅内病灶较前明显缩小，2024-10-22 胸部 CT（见图 5-5D～F）示肺部病灶较前明显缩小，复测血 CEA 82.51ng/mL。目前患者总病程近 35 个月，正在接受伏美替尼口服治疗，病情稳定。

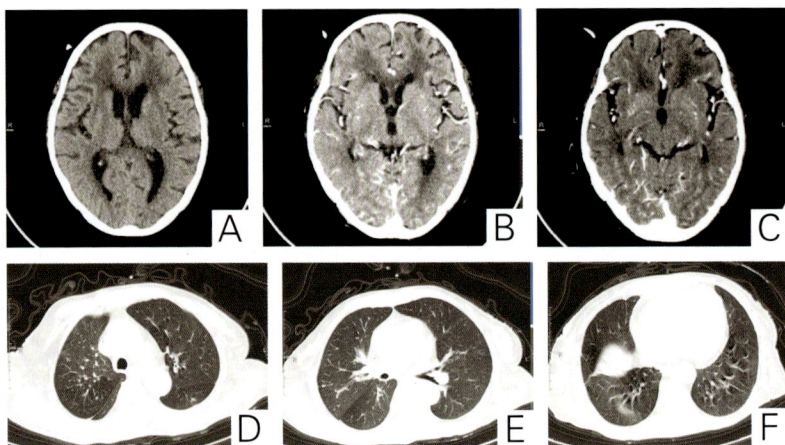

头颅 CT 示右侧额叶低密度影较前缩小（A～C），胸部 CT 示右肺门占位，伴支气管狭窄，较前缩小（D～F）。

图 5-5　头颅 CT 影像与胸部 CT 影像

● **专家点评**

目前，以铂类为基础的化疗联合免疫治疗已成为Ⅳ期无驱动基因的非小细胞肺癌的首选方案[1]，可通过抑制肿瘤新生血管形成、促进肿瘤细胞凋亡、增强机体免疫功能等多种机制的共同作用[2]，使晚期肺癌患者获益。治疗过程中需密切监测免疫治疗的不良反应，如免疫相关性肺炎，并及时调整治疗方案。对于晚期肺腺癌患者，其病情不断变化，随访检查不可忽视，及时发现病情变化有助于早期干预。在临床治疗的过程中，部分患者在经过分子靶向治疗之后可能出现新的治疗靶点，少数患者在经过免疫治疗或化疗之后也可能出现一些新的治疗靶点。治疗前后肿瘤细胞的基因特征可能存在相当大的差异，对后续治疗药物的调整具有决定性意义，有望让患者得到新的治疗机会。因此，在病情进展后再次进行血和（或）组织基因检测非常重要。

本案例为中老年女性患者，以乳腺转移为首发表现，经活检及全身评估后诊断为肺腺癌Ⅳ期，伴骨、头颅、乳腺等多处转移。整个治疗过程中，患者经历多线化疗、免疫治疗、局部放疗、抗血管治疗等多种综合性诊疗方案，截至末次就诊，总生存期已逾 21 个月，疗效确切。治疗过程中患者出现Ⅳ度骨髓抑制、免疫相关性肺炎[3] 等，患者处于肿瘤终末期，整体情况差，脑转移伴肢体活动不利，PS 评分 4 分，后续治疗相当困难，似乎只有姑息治疗这一种选择。但患者、家属以及主治医师仍秉持不放弃的原则，再次对局部淋巴结行组织活检后行基因检测，结果提示 *EGFR 19* 外显子缺失突变，找到了肿瘤积极治疗的新出路。由于肺腺癌患者自身就存在基因突变，而这些突变可能会影响肿瘤的治疗反应和预后。化疗虽然可以杀灭癌细胞，但也可能通过引起 DNA 损伤等方式诱发新的基因突变。结合第三代 EGFR-TKI 血脑屏障的穿透性和疗效[4]，给予伏美替尼加倍剂量 160mg/d，用药后肺部病灶、颅内病灶较前明显缩小。截至目前，经多线治疗，患者总生存期已超过 35 个月。

对于肿瘤终末期患者，不轻言放弃，积极寻找更加安全、合适的治疗方案，尽可能延长患者的生存期，改善其生活质量。通过这则案例，希望可以给肿瘤终末期患者的治疗提供一些信心和希望。

◎ **参考文献**

[1] 国家卫生健康委办公厅. 原发性肺癌诊疗指南（2022 年版）[J]. 协和医学杂志, 2022, 13(4): 549-570.

[2] YANG Z, ZHU J, YANG T, et al. Comprehensive analysis of the lncRNAs-related immune gene signatures and their correlation with immunotherapy in lung

adenocarcinoma[J]. Br J Cancer, 2023, 129(9): 1397-1408.

[3] 吴建辉, 储香玲, 王李强, 等. 中国肺癌患者真实世界免疫检查点抑制剂相关性肺炎的流行病学分析[J]. 中国癌症杂志, 2022, 32(6): 469-477.

[4] CHEN H Y, YANG S, WANG L L, et al. High-dose furmonertinib in patients with EGFR-mutated NSCLC and leptomeningeal metastases: a prospective real-world study[J]. J Thorac Oncol, 2025, 20(1): 65-75.

Case 6
气管黏膜相关淋巴组织淋巴瘤

○ 王雅琴　王　颖　陈瑞琳

◆ **病　史**

患者，男性，65岁，因"反复咳嗽咳痰伴胸闷2个月"于2024-03-12入住浙江省中医院。患者于2个月前无明显诱因出现咳嗽，咳痰不畅，痰质黏色白，伴胸闷、胸部隐痛。外院曾查胸部CT示左肺上叶少许纤维灶，两肺支气管病变，两肺散在增殖灶，右肺中叶磨玻璃结节；心脏彩超未见明显异常。予以抗感染、止咳化痰对症治疗后，症状未见缓解，患者仍有咳嗽、咳痰不畅、胸闷，为求进一步诊治，收住入院。既往史：乙肝病史20年余，长期口服恩替卡韦抗病毒治疗。否认吸烟史。

◆ **入院查体**

T 36.6℃，P 76次/min，R 18次/min，BP 146/85mmHg。全身浅表淋巴结无肿大，气管居中，双侧甲状腺无肿大，胸廓无畸形。两肺呼吸音清音，未闻及干湿啰音。心律齐，心音正常，无杂音。腹软，肝脾未触及肿大，双下肢无水肿。

◆ **辅助检查**

2024年3月肺功能示肺通气功能基本正常，支气管激发试验阴性，激发后支气管扩张试验阴性。心脏彩超示主动脉硬化伴升主动脉增宽，主动脉瓣退行性变伴轻中度反流，二尖瓣轻度反流，三尖瓣轻度反流。肺动脉CTA示肺动脉未见明显管腔狭窄征象。胸部CT（见图6-1A、B）示左肺上叶少许纤维灶，两肺支气管病变，两肺散在增殖灶，右肺中叶磨玻璃结节。

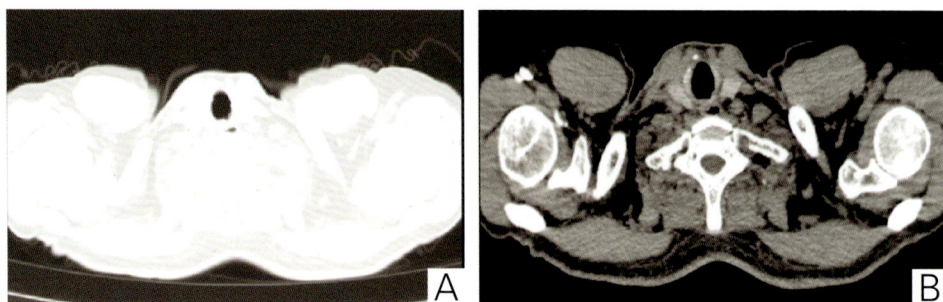

主气管局部黏膜不光整（A、B）。

图 6-1　胸部 CT 影像

◆ 诊治经过

　　患者反复咳嗽、咳痰，病因不明，行支气管镜检查（见图 6-2A～D），术中见气管、左右两侧支气管各段管腔通畅，黏膜可见多发颗粒状隆起，表面少许白痰，予以活检。支气管黏膜活检病理（见图 6-2E）示淋巴组织增生性病变，结合 HE 染色及免疫组化结果，首先考虑黏膜相关淋巴组织结外边缘区淋巴瘤。免疫组化示瘤细胞 Ki-67（20％＋）、CD3（－）、CD20（＋）、TTF-1（－）、CK（pan）（－）、CD5（－）、CD19（＋）、CD79a（＋）、CD10（－）、Bcl-2（＋）、Bcl-6（－）、CD30（－）、MUM1（－）、CD21（FDC 网＋）、CD23（FDC 网＋）、Cyclin D1（－）、CD38（－）、c-Myc（－）、SOX-11（－）。原位杂交：EBER（－）。患者诊断明确，至血液科进一步就诊。

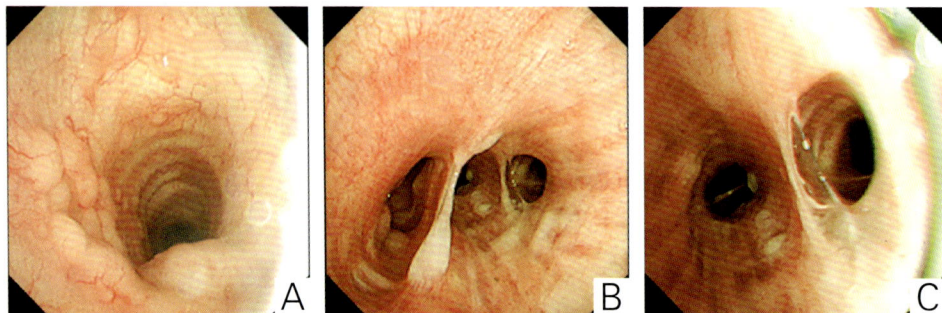

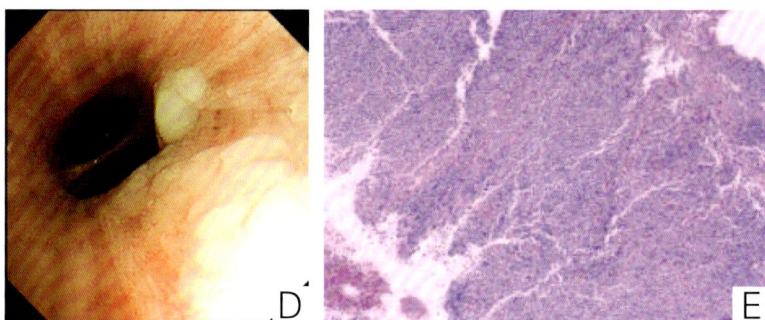

支气管镜检查示主气管（A）、两侧支气管各段黏膜可见多发颗粒状隆起，以右中间干开口（B）、右中叶开口（C）、右下叶开口（D）为甚，病理示淋巴组织增生性病变（E）。

图 6-2　支气管镜图像与病理图像

● **专家点评**

黏膜相关淋巴组织（mucosal-associated lymphoid tissue，MALT）结外边缘区淋巴瘤最常发生的部位是胃肠，尤其是胃 MALT 淋巴瘤占原发性胃淋巴瘤的 50%[1, 2]，其他部位可见于肺、涎腺、甲状腺、眼附属器、皮肤等器官组织[3]。气管 MALT 淋巴瘤也被称为肺 MALT 淋巴瘤[4]，是一种发生率很低的淋巴瘤亚型，约占 MALT 淋巴瘤的 14%，虽然是肺原发淋巴瘤的主要亚型，但占肺恶性肿瘤的比例在 0.5% 以下[5, 6]。气管 MALT 淋巴瘤一般无特异性表现，大部分患者为体检发现[7]，部分患者可表现为咳嗽、咳痰、呼吸困难及胸痛，少数患者会有咯血症状。该病的 CT 表现亦缺乏特异性，常见 CT 影像表现有：①肺部大大小小的实变；②肺部结节或肿块；③实变和结节混合存在[8]。由于该病的临床表现及 CT 影像无明显特异性，因此临床诊疗漏诊、误诊率高，对于本病的诊断一般需要侵入性支气管镜检查或者经皮肺穿刺组织取材活检，部分患者为外科手术切除组织活检明确诊断。

咳喘是呼吸系统疾病一种常见的症状表现，其病因复杂，尤其是难治性咳喘更是一个临床治疗的难题。对于难治性咳喘尤其是病因不明者，首先要尽可能查明病因，只有在明确诊断的前提下，才可能提高治疗的有效率。而查找病因需要正确的临床思维追根溯源。

本案例为中老年男性，以咳嗽、咳痰、呼吸困难为主要表现，反复抗感染、止咳化痰平喘治疗效果欠佳，重新检查胸部 CT 后发现主气管局部黏膜不光整，最终通过支气管镜检查明确诊断。本案例旨在提醒临床工作者对于不能解释的症状，要像抽丝剥茧一样去分析，探查病因。当面对不能解释的呼吸系统症状时，支气管镜检查是一探究竟的"探测器"。

◎ 参考文献

[1] CHAN Y C, JOHN F S. Marginal zone lymphoma: 2023 update on diagnosis and management[J]. Am J Hematol, 2023, 98(10): 1645-1657.

[2] RADASZKIEWICZ T, DRAGOSICS B, BAUER P. Gastrointestinal malignant lymphomas of the mucosa-associated lymphoid tissue: factors relevant to prognosis[J]. Gastroenterology, 1992, 102(5): 1628-1638.

[3] MARKUS R, BARBARA K, ANDRÉS J M F. Clinicopathologic characteristics and treatment of marginal zone lymphoma of mucosa-associated lymphoid tissue (MALT lymphoma)[J]. CA Cancer J Clin, 2016, 66(2): 153-171.

[4] GUO Z X, HU L W, CHEN Q R, et al. Synchronous pulmonary MALT lymphoma and squamous cell lung cancer: a case report[J/OL]. World J Surg Oncol, 2023, 21(1): 182[2025-01-22]. https://doi.org/10.1186/s12957-023-03069-8.

[5] AHMED S, SIDDIQUI A K, RAI K R. Low-grade B-cell bronchial associated lymphoid tissue (BALT) lymphoma[J]. Cancer Invest, 2002, 20(7-8): 1059-1068.

[6] KOSS M N. Malignant and benign lymphoid lesions of the lung[J]. Ann Diagn Pathol, 2004, 8(3): 167-187.

[7] RAPHAËL B, MARTINE W, MARTINE A, et al. Lymphoproliferative disorders of the lung[J]. Respiration, 2017, 94(2): 157-175.

[8] BAE Y A, LEE K S, HAN J, et al. Marginal zone B-cell lymphoma of bronchus-associated lymphoid tissue: imaging findings in 21 patients[J]. Chest, 2008, 133(2): 433-440.

Case 7
腺样囊性癌

○ 王雅琴　王　颖　陈瑞琳

◆ 病　史

患者，男性，49岁，因"反复胸闷气促2年余，加重2个月"于2023-11-22入住浙江省中医院。患者于2年前无明显诱因出现胸闷气促，活动后加重，休息后可缓解，无发热畏寒等，当时未予以重视。2个月前，患者因感冒后出现胸闷气促加重，伴喘鸣音，咳嗽，咳少量白痰，活动后症状加重，休息无法缓解，外院多次就诊考虑"支气管哮喘"，予以抗炎、化痰、平喘等治疗，症状反复，反复使用抗生素、激素等无明显缓解。患者胸闷气促明显，活动则加重，乏力自汗，为求进一步诊治，收住入院。否认吸烟史。

◆ 入院查体

T 36℃，P 75次/min，R 30次/min，BP 123/78mmHg。呼吸急促，全身浅表淋巴结无肿大。桶状胸，肋间隙增宽，两肺呼吸音低，喉间闻及吸气相哮鸣音，心界叩诊无扩大，心律齐，未闻及杂音，腹软，无压痛，肝脾未触及肿大，双下肢无水肿。

◆ 辅助检查

2023-11-22动脉血气分析示pH 7.345，氧分压65.6mmHg，二氧化碳分压71.6mmHg。血超敏C反应蛋白30.4mg/L。血降钙素原0.015μg/L。血CEA 5.8ng/mL，CYFRA 21-1 6.52ng/mL，SCC 2.44ng/mL。胸部CT（见图7-1A～D）示气管不均匀性增厚，局部管腔明显狭窄，不排除肿瘤性病变。

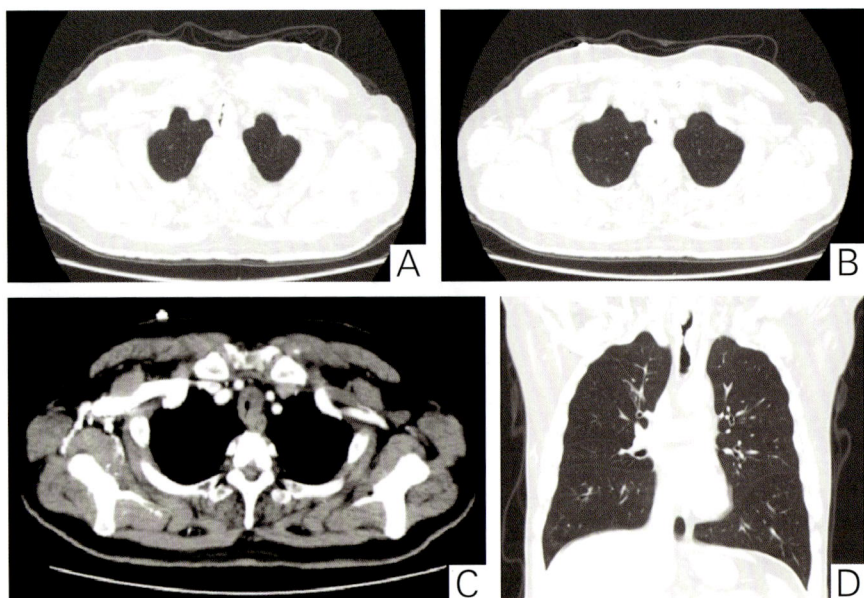

胸部 CT 示约 $T_{1\sim2}$ 水平气管壁不均匀增厚，增强后呈均匀强化，相应水平气管管腔狭窄（A～C），冠状位示气管上段重度狭窄（D）。

图 7-1　胸部 CT 影像

◆ 诊治经过

支气管镜检查（图 7-2A～F）示中央气道Ⅰ～Ⅱ区新生物，管内＋管壁型，表面血管裸露，管腔狭窄 90%～95%，予以接触式激光消瘤（10～18W），高频电圈套、二氧化碳冷冻冻取组织送检病理，硬镜铲切＋扩张，术后管腔明显扩张，管腔狭窄 20%，中央气道Ⅲ区管腔通畅，隆突锐利，左右支气管各段管腔通畅，未见新生物。

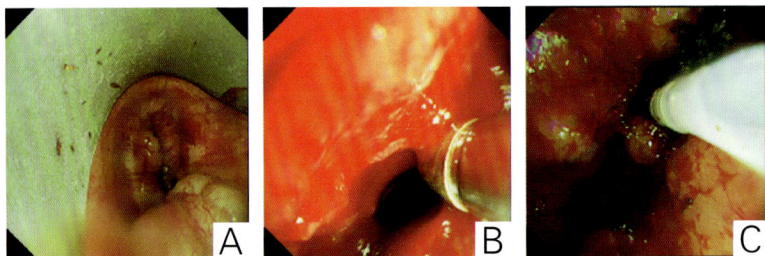

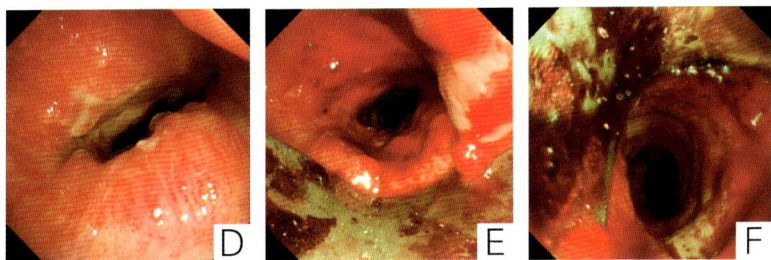

硬镜下中央气道Ⅰ区新生物,管腔狭窄95%(A),二氧化碳冷冻取组织(B),高频电圈套(C),中央气道Ⅱ区新生物,管腔狭窄90%（D）,硬镜铲切＋扩张,治疗后中央气道Ⅰ～Ⅱ区管腔狭窄20%（E）,治疗后中央气道Ⅲ区管腔通畅（F）。

图7-2　支气管镜图像

气管活检病理（见图7-3）示腺样囊性癌,免疫组化示 P53（5％＋）、Ki-67（热点区 10％～20％＋）、CK18（＋）、CK19（＋）、CK7（＋）、EMA（灶＋）、P63（肌上皮＋）、P40（肌上皮＋）、Vim（＋）、S-100（＋）、Calponin（肌上皮＋）、CD117（＋）、TTF-1（－）。

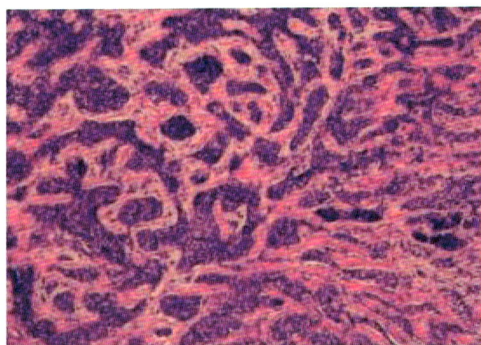

气管活检病理示癌细胞为具有透亮胞质的肌上皮细胞、嗜酸性胞质的内层上皮细胞,假性囊腔内含与间质连续的透明或黏液样物质,有增厚的基底膜,真正的导管分化,符合腺样囊性癌。

图7-3　病理图像

2023-12-06、2023-12-27、2024-03-01、2024-04-12、2024-05-22多次行支气管镜下治疗,予以二氧化碳冷冻治疗,硬镜铲切＋扩张、恩度联合顺铂局部注射化疗。2024-09-24复查胸部CT（见图7-5A～D）示气管壁局部明显增厚伴管腔狭窄,但较治疗前狭窄程度减轻。

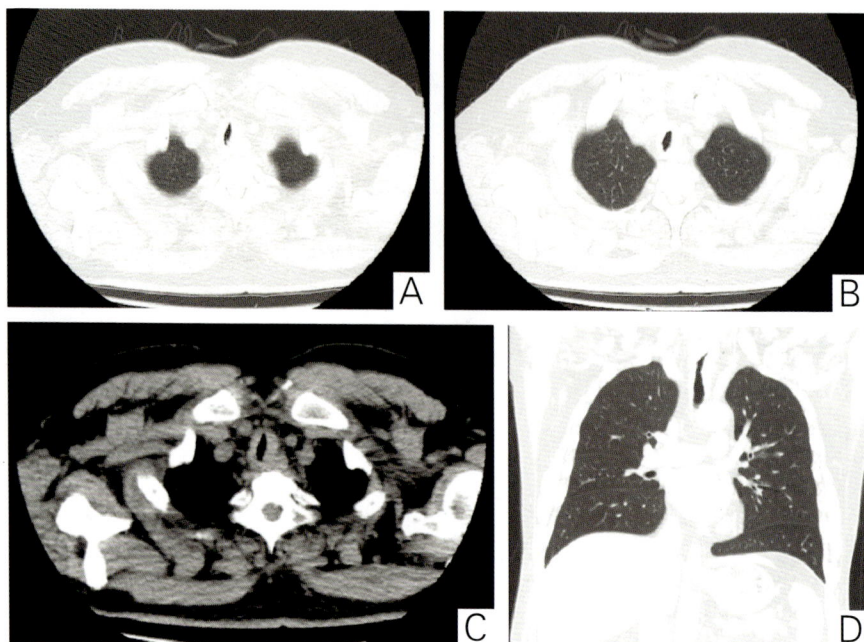

胸部 CT 示气管壁明显增厚，壁较厚处约 12mm，局部紧邻食管，气管狭窄程度较治疗前减轻（A～C）；冠状位示气管上段狭窄，狭窄程度较治疗前减轻（D）。

图 7-4　胸部 CT 影像

● **专家点评**

肺腺样囊性癌（pulmonary adenoid cystic carcinoma，PACC）是一种少见的肺恶性肿瘤，属于唾液腺型肿瘤[1]。PACC 发病率低，占原发性肺肿瘤的 0.1%～0.5%，既往文献依据 CT 表现将其分为广基型、腔内肿块型、腔内外肿块型和浸润型。PACC 起病隐匿，生长缓慢，早期多无特异性表现，发现时多已处于临床晚期[2]。其好发于气管中上段，并沿气管上皮及下方生长、蔓延，也可呈结节状隆起管腔或呈息肉样向管腔内突出，导致上气道梗阻从而表现为进行性的呼吸困难、喘鸣音、部分可见"三凹征"。临床症状还可表现为慢性咳嗽、咳痰、咯血或痰中带血、声音嘶哑、咽部异物感、发热等[3]，由于临床症状无特异性，因此容易造成误诊、漏诊。

手术切除是目前最有效的治疗手段，但因发病部位与主支气管密切相关，且肿瘤组织可沿气道黏膜下神经束在管腔爬行生长，导致有约30%手术患者出现切缘阳性，易局部复发与远处转移。对于不可手术切除的患者，腔内介入治疗是常见的治疗方法之一，冷冻、支架置入、光动力等治疗可快速缓解气道狭窄症状，改善预后。

本案例为中年男性，以胸闷、气促为首发症状，根据患者症状、实验室检查等，曾诊断为支气管炎、支气管哮喘，抗炎、解痉、平喘等治疗无效，在诊治上也走了一些弯路。但最终临床医生仔细问诊、查体并鉴别诊断，通过CT发现主气道上段狭窄，最终行支气管镜检查明确诊断。由于PACC无特殊临床表现，早期肺部CT表现不典型，因此容易漏诊、误诊，本例患者曾多次被诊断为支气管炎、支气管哮喘等也证实了这一点。

临床医生在面对复杂病症时，要保持开放的思维，在诊治过程中不能仅凭经验和表面症状就轻易下结论，必须全面、细致地询问病史，认真进行体格检查，合理运用辅助检查，综合分析判断。

◎ **参考文献**

[1] DODD R L, SLEVIN N J. Salivary gland adenoid cystic carcinoma: a review of chemotherapy and molecular therapies[J]. Oral Oncol, 2006, 42(8): 759-769.

[2] NING Y, HE W, BIAN D, et al. Tracheo-bronchial adenoid cystic carcinoma: a retrospective study[J]. Asia Pac J Clin Oncol, 2019, 15(4): 244-249.

[3] ZUPANCIC M, NÄSMAN A, FRIESLAND S, et al. Adenoid cystic carcinoma, clinical presentation, current treatment and approaches towards novel therapies[J]. Anticancer Res, 2024, 44(4): 1325-1334.

Case 8
尘肺病合并肺栓塞、肺腺癌

○ 周晓青 顾潇枫 郑苏群

◆ 病　史

患者，男性，76岁，因"反复咳嗽、气急1年半，再发3个月，伴下肢水肿1周"于2024-08-15入住浙江省中医院。患者于1年半前突发胸闷、气急伴咳嗽于我院就诊，完善血D-二聚体、双下肢深静脉B超与肺动脉CTA检查，诊断为"肺动脉栓塞、右下肢深静脉血栓形成、间质性肺病（尘肺病）"，予以利伐沙班口服半年后，自行停药，症状减轻。其间复查双下肢深静脉B超与肺动脉CTA示原血栓基本消失。3个月前，患者无明显诱因再发咳嗽、胸闷、气急，伴发热，体温38℃，复查肺动脉CTA未见明显充盈缺损，两上肺病灶较前略增多，心包积液较前略增多；双下肢深静脉B超示右侧腘静脉远心端血栓形成。予以抗感染、抗凝、抗炎平喘等治疗后，症状减轻，续用利伐沙班口服抗凝，1个月后自行停用，未复查。1周前，患者再发胸闷、气急，伴咳嗽、咳痰，痰少难以咳出，双下肢水肿明显，为求进一步诊疗，收住入院。既往史：尘肺病30年，石尘接触史；肺结核病史11年；右膝手术史10余年。否认吸烟史。

◆ 入院查体

T 37℃，P 85次/min，R 20次/min，BP 125/80mmHg。右侧锁骨上淋巴结触及肿大，质中，边界尚清，直径约2cm，移动度差。气管居中，桶状胸。两肺呼吸音低，两下肺闻及湿啰音，未闻及干啰音，心律齐，未闻及杂音。腹软，无压痛，肝脾未触及肿大，双下肢中度凹陷性水肿。

◆ 辅助检查

2023-02-02 血白细胞计数 7.8×10^9/L，中性粒细胞百分比 65%，超敏 C 反应蛋白 24.06mg/L，降钙素原 0.137μg/L。动脉血气分析示 pH 7.402，氧分压 63.6mmHg，二氧化碳分压 40mmHg。血 CEA 4.8ng/mL，CA125 89.3U/mL，CYFRA 21-1 2.40ng/mL，SCC 3.88ng/mL。D-二聚体 2.46mg/L。2023-02-08 双下肢深静脉 B 超（见图 8-1A、B）示右下肢腘静脉、胫前、胫后静脉血栓形成，部分再通。2023-02-09 肺动脉 CTA（见图 8-1C～F）示右肺下叶前、外基底段动脉及左肺下叶内前、外侧及后侧基底段动脉栓子形成，右肺中叶外侧段动脉远侧少许栓子可能；两肺散在多发小结节状高密度影，结合病史，考虑尘肺病。

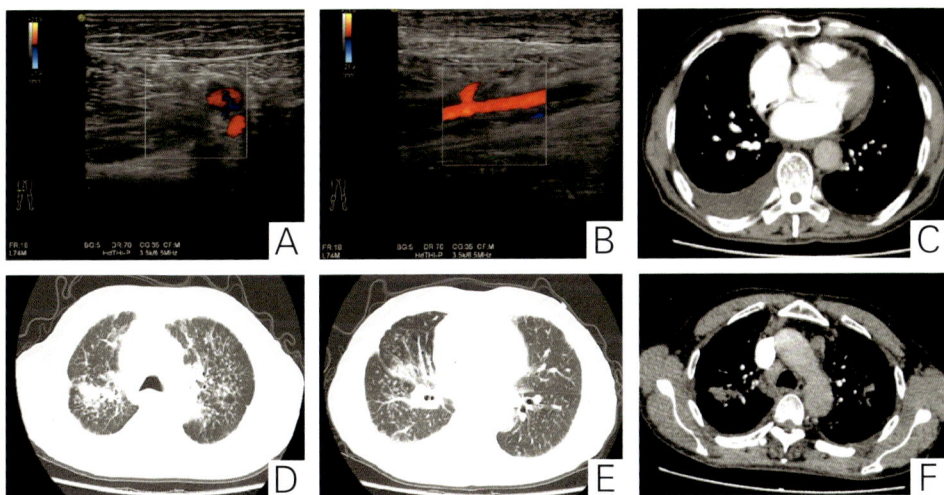

2023-02-08 双下肢深静脉 B 超示右下肢腘静脉（A）、胫前、胫后静脉（B）可见低回声充填，加压不变形，周边可见少许血流信号。2023-02-09 肺动脉 CTA 示右肺下叶前、外基底段动脉及左肺下叶内前基底段、外侧基底段、后侧基底段动脉内见低密度充盈缺损（C）；两肺散在多发小结节状高密度影，以两上肺为著，局部胸膜增厚粘连（D、E）；纵隔内多枚肿大淋巴结（F）。

图 8-1　B 超图像与肺动脉 CTA 影像

2024-05-03 血 CEA 6.8ng/mL，CYFRA 21-1 4.40ng/mL，SCC 2.88ng/mL。D-二聚体 1.46mg/L。双下肢深静脉 B 超（见图 8-2A、B）示右侧腘静脉远心端

血栓形成。肺动脉CTA（见图8-2C～F）示肺动脉未见明显充盈缺损，两肺间质纤维化伴散在慢性炎症，部分支气管扩张，较前略进展，纵隔多发淋巴结肿大，较前相仿，两侧局部胸膜增厚、粘连，心包少量积液。肺功能示舒张前为中度混合性通气功能障碍，弥散功能中度障碍，支气管扩张试验阴性。

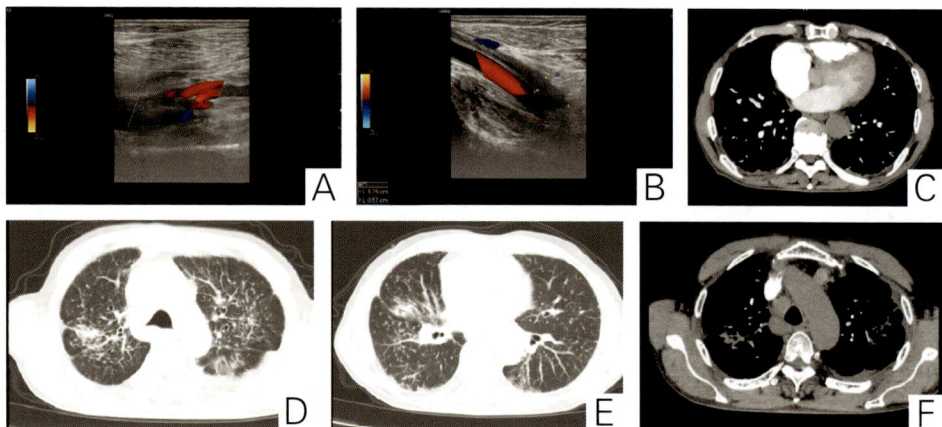

2024-05-03双下肢深静脉B超示右侧腘静脉形态结构失常，管壁增厚，内膜粗糙，远心端可见低回声，大小约3.8cm×0.6cm，形状呈长条形，CDFI示周边可见条状血流信号通过（A、B）。2024-05-03肺动脉CTA示肺动脉未见明显充盈缺损（C）；两肺散在斑片状、条索状、结节状密度增高影，边界模糊，部分支气管扩张（D、E）；纵隔内见多枚肿大淋巴结，两侧局部胸膜增厚粘连，心包少量积液（F）。

图8-2　B超图像与肺动脉CTA影像

◆ 诊疗经过

完善检查，血CEA 62.8ng/mL，CA125 198.3U/mL，CYFRA 21-1 3.40ng/mL，铁蛋白453.6ng/mL，SCC 4.88ng/mL。D-二聚体1.76mg/L。2024-08-15双下肢深静脉B超（见图8-3A、B）示右下肢腘静脉、胫前、胫后静脉血栓形成，部分再通，右下肢肌间静脉血栓形成。肺动脉CTA（见图8-3C～F）示肺动脉未见明显异常，两肺间质纤维化伴散在慢性炎症，部分支气管扩张，纵隔多发淋巴结肿大，较前相仿，两侧胸腔少量积液，两侧局部胸膜增厚、粘连。心超示升主动脉增宽，主动脉瓣退行性变，二尖瓣、三尖瓣轻度反流，肺动脉高压（轻度），心包积液（中等量）。

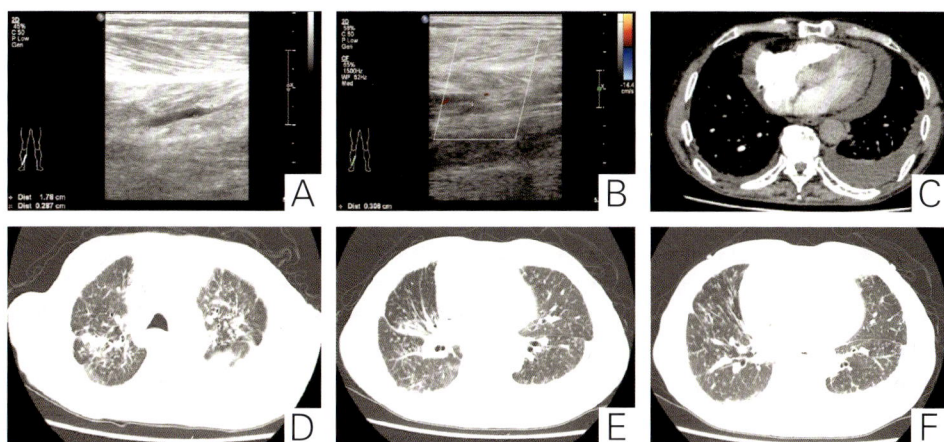

2024-08-15 双下肢深静脉 B 超示右下肢腘静脉远心端、胫前、胫后静脉近心 1/2 段可见低回声充填，宽分别约 0.4cm、0.4cm、0.2cm，CDFI 示管腔周边可见少许血流信号通过（A、B）。2024-08-16 肺动脉 CTA 示肺动脉未见明显充盈缺损，心包少量积液，两侧胸腔少量积液，局部胸膜增厚粘连（C），两肺散在斑片状、条索状、结节状密度增高影，以胸膜下为著，部分呈蜂窝状改变，边界稍模糊，部分支气管扩张，纵隔内见多枚肿大淋巴结（D～F）。

图 8-3　B 超图像与肺动脉 CTA 影像

予以利尿、抗凝等治疗。患者血 CEA 持续升高，不能排除肿瘤。完善锁骨上淋巴结 B 超（见图 8-4A）示双侧锁骨上内多个低回声结节，右侧较大的大小约 1.8cm×1.1cm，左侧较大的大小约 0.7cm×0.4cm，椭圆形，边界尚清，皮髓质回声分界不清，CDFI 示其内可见少许血流信号。遂行超声引导下右侧锁骨上淋巴结穿刺活检，病理（见图 8-4B）示右侧锁骨上淋巴结转移性腺癌，结合免疫组化考虑肺癌转移合并慢性肉芽肿性炎伴坏死及炭末沉积（需结合临床及相关检查排除肺结核等病变），免疫组化示 P53（5%＋）、Ki-67（30%＋）、CK7（＋）、TTF-1（＋）、Napsin A（＋）、CK5/6（－）、P40（－）、P63（－）、Syn（－）、CgA（－）、CD56（－）、PSA（－）、Nkx3.1（－）、CKpan（＋）、特殊染色示抗酸（－）。组织基因检测示 *EGFR 19* 外显子，*p.E746_A750del*，突变丰度为 4.74%，PD-L1 表达（IHC）为阳性（TPS 5%，CPS 10）。

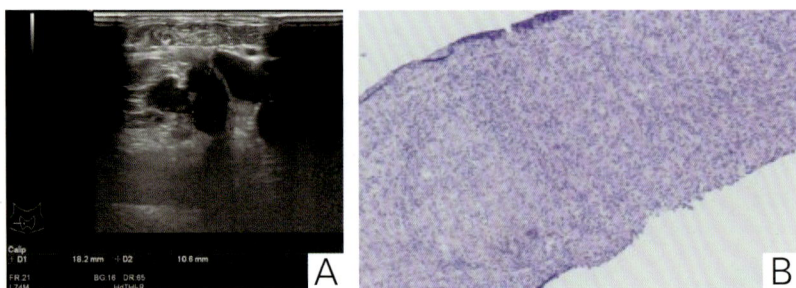

2024-08-16锁骨上淋巴结B超示双侧锁骨上内探及多个低回声结节，右侧较大的大小约1.8cm×1.1cm（A）。病理示转移性腺癌，结合免疫组化考虑肺癌转移（B）。

图8-4 B超图像与病理图像

2024-08-25开始给予甲磺酸伏美替尼片口服抗肿瘤治疗。一个半月后，复查血CEA 12.2ng/mL，B超示锁骨上淋巴结较前缩小，双下肢深静脉血流通畅，胸部CT提示病灶稳定。4个月后，复查血CEA 7.2ng/mL，口服抗凝与抗肿瘤治疗中，病情稳定。

● 专家点评

尘肺病是一种长期吸入大量粉尘所引起的不可逆性疾病，以肺部广泛的结节性纤维化为主要特征，易合并肺结核、慢性阻塞性肺疾病、肺源性心脏病等。研究表明，尘肺病患者的肺癌患病率是一般同龄人的3.5倍，尘肺病并发肺癌约占尘肺病患病人数的5.02%[1]。恶性肿瘤是肺栓塞的高危因素之一，两者的合并发生率约为3.7%[2]。

本案例为具有尘肺病和肺结核基础疾病的老年男性，因反复胸闷、气促入院，根据患者病史、症状、体征、实验室检查、影像等资料，存在尘肺病、陈旧性肺结核、慢性阻塞性肺疾病、肺栓塞等疾病。经过为期1年规范的抗凝、抗感染、抗炎、解痉平喘等治疗后，患者肺部病灶未见进展，但下肢深静脉血栓、咳嗽气急症状仍反复出现，即使肺栓塞缓解后，患者的症状仍未明显改善，这促使我们进一步寻找其他的可能病因。治疗期间，定期监测肿瘤标志物，发现CEA、CA125等进行性升高，于是我们将目光投向了肿瘤性病变[3]。鉴于患者年龄大、基础疾病多、体质较差，经皮肺穿刺、支气管镜等检查均不能耐受，遂通过外周评估，发现锁骨上淋巴结肿大并存在恶性征象，穿刺获取组织病理证实了隐藏的真凶——肺腺癌。至此，尘肺病—肺结核—肺癌—肺栓塞证据链形成闭环。后续基因检测提示*EGFR 19*外显子突变，经靶向抗肿瘤治疗后患者肿瘤指标下降，症状减轻。本案例提示我们在寻找肺栓塞、反复血栓形成病因时，除了易栓症之外，还要时刻警惕隐匿性肿瘤的存在。

本案例深刻地揭示了疾病的复杂性及关联性，不同疾病间往往你中有我、我中有你，相互促进又相互遮掩，只有通过对细节的反复推敲，方能抽丝剥茧，发现疾病发生发展的真实脉络。

◎ **参考文献**

[1] SATO T, SHIMOSATO T, KLINMAN D M. Silicosis and lung cancer: current perspectives[J]. Lung Cancer (Auckl), 2018, 9: 91-101.

[2] MA L, WEN Z. Risk factors and prognosis of pulmonary embolism in patients with lung cancer[J/OL]. Medicine (Baltimore), 2017, 96(16): e6638[2025-01-22]. https://doi.org/10.1097/MD.0000000000006638.

[3] LIM RJ, LIU B, KRYSAN K, et al. Lung cancer and immunity markers[J]. Cancer Epidemiol Biomarkers Prev, 2020, 29(12): 2423-2430.

第二篇　感染篇

Case 9
肺结核

○ 周晓青 郑苏群 顾潇枫

◆ 病 史

患者，男性，55岁，因"发现肺部阴影3年余"于2024-04-22入住浙江省中医院。患者于4年前体检查胸部CT发现左肺下叶多发结节状密度增高影，大者最大直径约15.5mm，无咳嗽、无发热等，未予以重视，其间无复查。1个月前，患者因咽喉不适至当地社区卫生院就诊，予以头孢菌素类药物后症状未缓解。2周前患者于我院就诊，查胸部CT示两肺散在炎症，对比前片，左肺下叶结节密度影增大显著，余病灶较前新增。完善隐球菌抗原检测、痰培养＋药敏、结核分枝杆菌涂片试验、抗结核抗体检查均未见异常，查结核菌素纯蛋白衍生物皮肤试验（purified protein derivative skin test，PPD试验）阳性。患者无咳嗽、无咳痰、无发热等，为求进一步诊治，收住入院。既往史：糖尿病病史1年余，目前口服二甲双胍、格列齐特。

◆ 入院查体

T 36.8℃，P 69次/min，R 18次/min，BP 144/66mmHg。锁骨上淋巴结未触及肿大，气管居中，胸廓无畸形，两肺呼吸音清，未闻及干湿啰音，心律齐，未闻及杂音，腹软，无压痛，肝脾未触及肿大。

◆ 辅助检查

2020-08-24胸部CT（见图9-1A）示左肺下叶多发结节状密度增高影，大者最大直径约15.5mm，考虑炎症的可能性大；右肺上叶及中叶结节。2024-04-08胸部CT（见图9-1B）示两肺散在团片影及结节影，较前增大，两侧肺门及纵隔内未见肿大淋巴结。血白细胞计数 7.6×10^9/L，中性粒细胞百分比 70%，超敏 C 反应蛋白 20mg/L。血降钙素原 0.005μg/L。ESR 25mm/h，血隐球菌荚膜抗原检测、抗结核抗体阴性，痰结核分枝杆菌涂片试验、痰培养＋药敏试验阴性，PPD 试验阳性。

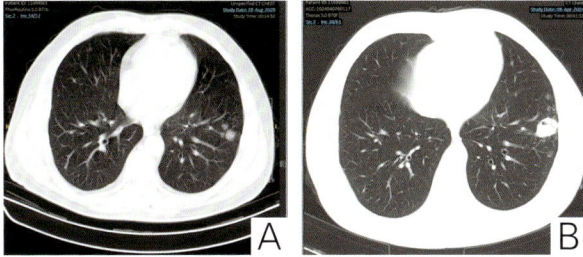

2020-08-24 胸部 CT 示左肺下叶多发结节状密度增高影（A），2024-04-08 胸部 CT 示两肺散在团片影及结节影，较前增大（B）。

图 9-1　胸部 CT 影像

◆ **诊疗经过**

胸部 CT（见图 9-2A～C）示两肺散在多发团片影及结节影，首先考虑特异性炎性病变可能，肺结核待排。支气管镜检查（见图 9-2D、E）报告示术中见黏膜稍充血，管腔内可见少量白色黏痰，未见新生物；于右肺上叶尖段行肺泡灌洗，送白细胞形态手工分类、X-pert 检查、真菌涂片、半乳甘露聚糖（GM）试验、革兰染色、宏基因组二代测序技术（metagenomics next-generation sequencing，mNGS）等；于左肺下叶前基底段、右肺下叶背段分支置入径向超声，均可探及异常回声，予以活检，标本送病理、mNGS。

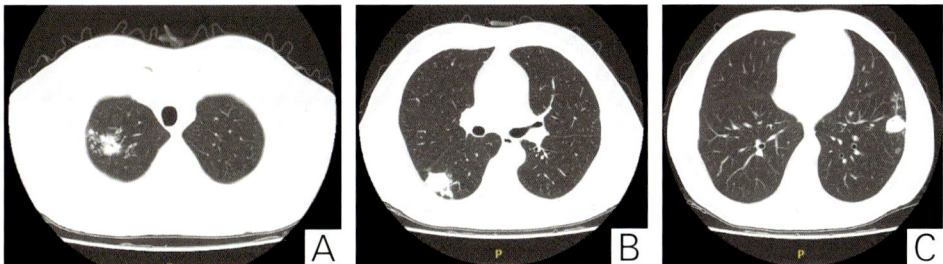

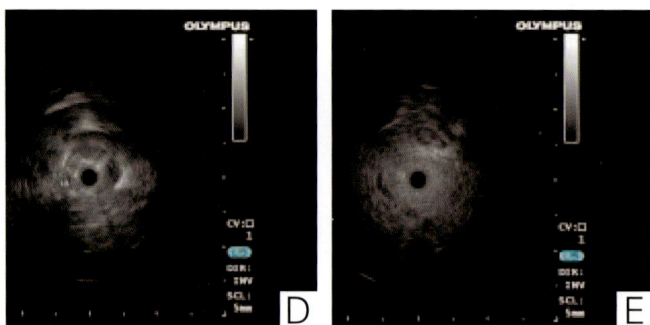

胸部 CT 示右肺散在多发团片影及结节影（A、B），左肺散在多发团片影及结节影（C）。
支气管镜下径向超声于右肺下叶背段（D）、左肺下叶前基底段（E）分支均探及异常回声。

图 9-2　胸部 CT 影像与支气管镜图像

　　活检组织＋肺泡灌洗液 X-pert 检查示结核分枝杆菌复合群 DNA 阳性（低），
mNGS 示结核分枝杆菌复合群（RPM：149891.49）。右肺下叶背段活检病理示
支气管黏膜、软骨及肺泡组织，伴间质少量慢性炎症细胞浸润、炭末沉积。左
肺下叶前基底活检标本病理示支气管黏膜、软骨及肺泡组织，伴间质中量淋巴
细胞浸润、部分区域纤维组织增生及碳末沉积。

　　患者肺泡灌洗液 X-pert 检查阳性，且 mNGS 检出结核分枝杆菌复合群，肺
结核诊断明确，患者转入结核专科医院进一步就诊，正规抗结核治疗 7 个月后，
于 2024-12-03 复查胸部 CT（见图 9-3A～C）示两肺病灶均较前有所缩小。

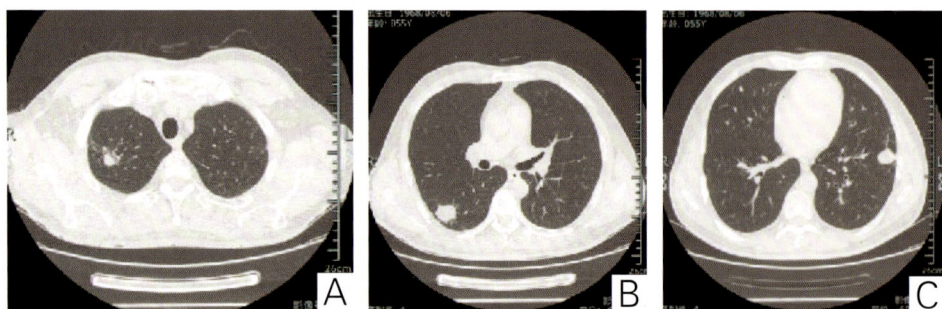

2024-12-03 胸部 CT 示右肺散在多发团片影及结节影（A、B），左肺散在多发团片影及结
节影，病灶较前缩小（C）。

图 9-3　胸部 CT 影像

● 专家点评

　　肺部阴影是一个非特异性的影像学表现，可能由多种原因引起，包括感染性疾病（如细菌性肺炎、肺结核、真菌感染）、肿瘤性病变（如肺癌），以及非感染非肿瘤性疾病（如肺炎球蛋白沉积症、结节病等）。肺结核是一种由结核分枝杆菌引起的呼吸性慢性传染性疾病，是指发生在肺组织、气管、支气管和胸膜的结核病变，85%以上的结核病为肺结核。据世界卫生组织报道，2022年我国估算结核病发病数为74.8万例，已为全球第三大结核病高负担国家[1]。结核病非定点医疗机构对肺结核的早期识别和诊断、减少诊疗延迟及减少传播有至关重要的作用。肺结核的诊断在临床上一直是一个挑战，尤其是当患者没有典型症状时，对于胸部CT影像的判读至关重要。

　　本案例为具有糖尿病病史的中年男性，因发现两肺多发团片影及结节影入院，结合患者的病史、实验室检查、影像资料等，考虑肺结核的可能性大，但不能排除肿瘤性病变。肺结核的CT表现形态多样，包括结节影、斑片状影、空洞、钙化、气管狭窄等，上肺尖部、后段及下肺背段是肺结核的好发部位。在该患者的CT影像中，既可以看到发生于上叶的"树芽征"，又可以看到散在分布的结节影、斑片影以及空洞，与肺结核的影像学表现十分符合。然而，结合患者既往CT影像，左肺下叶病灶明显生长，肿瘤性病变也不可完全除外。因此，是单纯的肺结核还是肺结核合并肺癌，是我们需要回答的问题。我们通过支气管镜肺泡灌洗和肺活检，从病原学和病理学两方面着手，排除肿瘤性病变并确诊肺结核，对于肺结核的临床诊断颇有启示。此外，经正规治疗后患者肺部病灶均明显减小，也从侧面佐证了诊断。

　　"一元论"原则常被临床医生奉为圭臬，但"一元论"并非孤注一掷，在临床诊疗中，对于高度怀疑的诊断可"穷追猛打"，但对于疑似的其他诊断仍需仔细鉴别、排除。在疾病的诊断中，影像学、免疫学、微生物学、组织学等多种检测方式的联合诊断也远胜于孤证。

◎ **参考文献**

[1] VASILIU A, MARTINEZ L, GUPTA R K, et al. Tuberculosis prevention: current strategies and future directions[J]. Clin Microbiol Infect. 2024, 30(9): 1123-1130.

Case 10
高毒力肺炎克雷伯菌感染

○ 王雅琴 王 颖 郑苏群

◆ 病 史

患者，男性，59岁，因"咳嗽、发热2天"于2023-08-02入住浙江省中医院。患者于2天前无明显诱因出现发热，最高体温39.6℃，自行口服泰诺后体温无明显下降，伴干咳、畏寒，无腹痛、腹泻，无尿频、尿急，无咽痛、流涕等，至外院就诊查胸部CT示两肺散在感染性病变，肝右叶稍低密度灶，予头孢曲松抗感染治疗后，体温仍反复，为求进一步诊治，收住入院。既往史：40年前行十二指肠破裂修补术。有吸烟史30年，20支/d，未戒。

◆ 入院查体

T 38.8℃，P 116次/min，R 22次/min，BP 137/85mmHg。浅表淋巴结未触及肿大，全身无皮疹，咽红，扁桃体无肿大，胸廓无畸形，无肋间隙增宽。两肺呼吸音清，未闻及干湿啰音，心律齐，心音正常，无杂音。腹软，无压痛，无反跳痛，肝脾未触及，肝区叩击痛（±），无肾区叩击痛，墨菲征阴性，双下肢无水肿。

◆ 辅助检查

血白细胞计数 13.0×10^9/L，中性粒细胞百分比89%，超敏C反应蛋白 145.4mg/L。血降钙素原 0.723μg/L。动脉血气分析示 pH 7.460，氧分压 66.4mmHg，二氧化碳分压32.1mmHg。血总胆红素33.5μmol/L，直接胆红素 16.3μmol/L，间接胆红素17.2μmol/L。鼻拭子甲型流感病毒抗原、乙型流感病毒抗原、新型冠状病毒抗原、腺病毒抗原与合胞病毒抗原均呈阴性，血隐球菌荚膜抗原阴性。2023-08-04 胸部 CT（见图 10-1A～C）示两肺多发感染性灶。

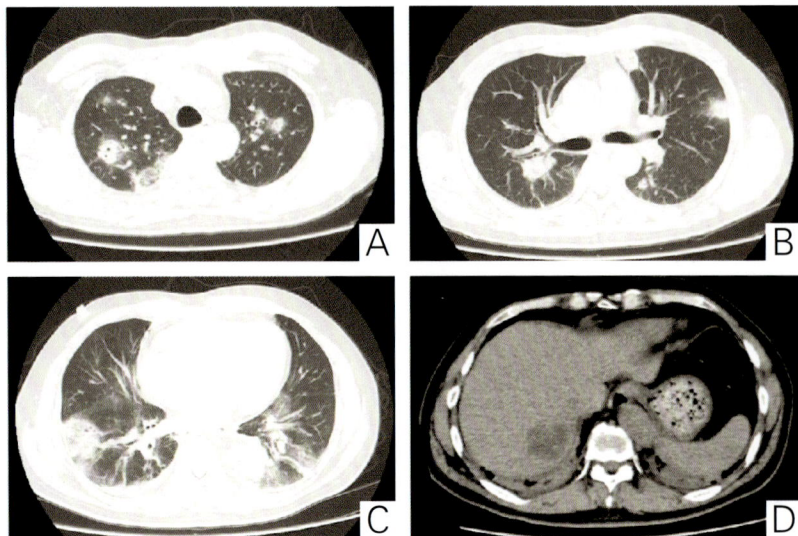

2023-08-04 胸部 CT 示两肺见多发片状高密度影，边缘欠清，部分病灶内见空气支气管征（A～C），肝右叶类圆形低密度影，长径约 44mm，其内密度欠均匀（D）。

图 10-1　胸部 CT 影像

◆ 诊治经过

初始予以莫西沙星针抗感染治疗，次日血培养危急值报告找到革兰阴性杆菌，改美罗培南 1g q6h，2 天后患者仍高热。2023-08-07 复查胸部 CT（见图 10-2A～C）示两肺病灶较前进展；肝脏 MRI（见图 10-2D）示肝右后叶占位，考虑肝脓肿；血直接胆红素和间接胆红素较前次明显升高，血培养示肺炎克雷伯菌。予以美罗培南 1g q6h 联合替加环素 50mg q12h 抗感染治疗，次日患者体温降至正常。

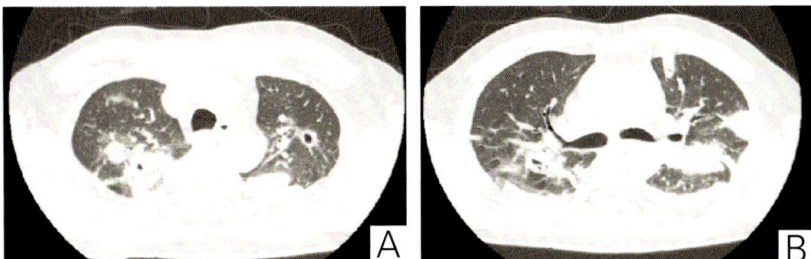

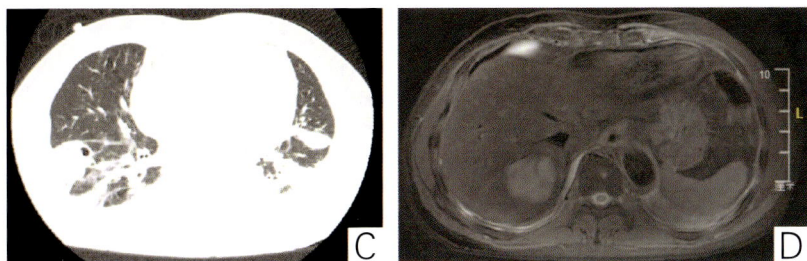

2023-08-07胸部CT示两肺见多发片状、结节状高密度影，边缘欠清，部分病灶内见空气支气管征，部分空洞形成，较前明显进展（A～C）。2023-08-07肝脏MRI示肝右后叶团片状囊样异常信号影，病灶内见多发分隔形成，增强扫描可见囊壁及分隔强化（D）。

图 10-2　胸部 CT 影像和肝脏 MRI 影像

排除禁忌证后，行超声引导下经皮肝脓肿置管引流术（见图10-3A、B），术中抽出22mL脓样液体，送培养示肺炎克雷伯菌。

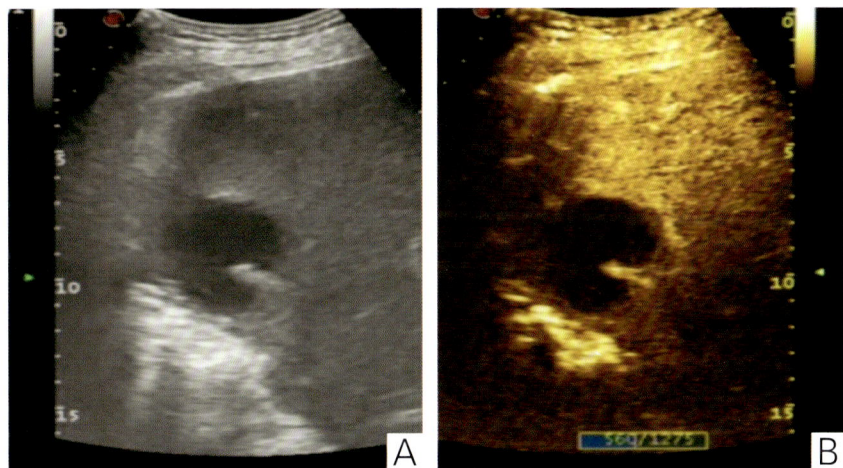

2023-08-08肝脏B超：右肝内可见一个低回声团，形态规则，边界清楚，内部回声不均匀，CDFI内未见明显血流信号（A），经肘静脉注射声诺维2.0mL，肝右叶混合回声团呈无增强（B）。

图 10-3　肝脏 B 超图像

经美罗培南15天（联合替加环素5天）抗感染治疗后，复测感染指标（白细胞计数、超敏C反应蛋白、降钙素原）均降至正常参考值范围，两次血培养均呈阴性。复查肝脏B超示脓腔已清，遂拔除肝脏引流管，出院序贯口服莫西沙星治疗。1个月后，复查胸部CT（见图10-4A～D）示两肺病灶较前明显吸收，右肝局部小片状低密度影。继续口服莫西沙星，总疗程3个月，病情稳定后停药。

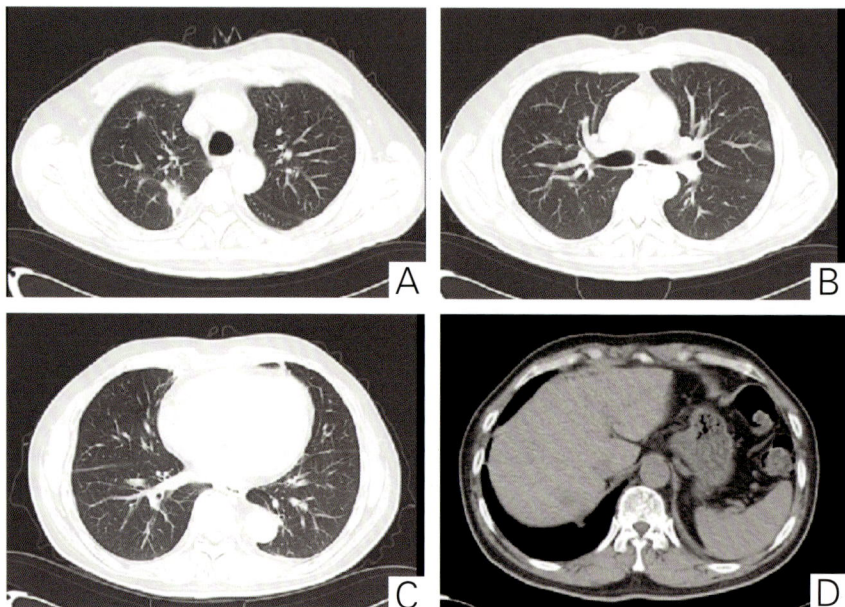

胸部CT示两肺散在小片状、结节状高密度影，较前明显吸收（A～C），肝右叶小片低密度影，较前明显吸收（D）。

图10-4　胸部CT影像

● **专家点评**

　　肺炎克雷伯菌是临床上分离率仅次于大肠埃希菌的革兰阴性杆菌，肺炎克雷伯菌易感人群大多是有基础疾病、抵抗力低下、年龄较大的住院患者。与经典的肺炎克雷伯菌感染不同，高毒力肺炎克雷伯菌因其具有高黏液性、转移迅速、侵袭能力强等临床特点而得名。高毒力肺炎克雷伯菌可感染无基础疾病、免疫力正常的年轻人群，引起社区获得性感染，多以原发性肝脓肿为首要症状，常见侵袭部位有脾、关节和腹腔等，可全身多处转移、侵袭性强，更为严重的是眼内炎和颅内感染[1]。常用治疗药物有碳青霉烯类、β-内酰胺类、喹诺酮类及氨基糖苷类抗生素，然而随着多重耐药菌甚至泛耐药菌的出现，耐药率也逐年升高[2]。

本案例为中老年男性患者，以发热、咳嗽为首发症状，外院抗感染后反复高热，根据患者反复高热、炎症指标高、肺部病灶快速进展伴空洞改变、肝脓肿，结合血培养危急值报告找到革兰阴性杆菌，在菌种鉴定和药敏试验结果未出的情况下，临床考虑到高毒力肺炎克雷伯菌感染的可能，及时调整治疗方案，通过联合用药有效控制病情恶化。临床上遇到肝脓肿时，我们除了考虑大肠埃希菌、厌氧菌引起的肝脓肿外，还要考虑是否是高毒力肺炎克雷伯菌引起的感染。目前，大多数高毒力肺克菌株除对氨苄西林天然耐药外，对绝大多数抗菌药物仍保持高度敏感。在诊治过程中，我们应选择组织浓度较高的药物，尽早给予经验性治疗，同时应密切关注其侵袭部位，对局部脓肿进行引流，根据药敏情况，尽早从经验性治疗转为目标性治疗。快速识别、早期干预、第一时间制定有效的治疗方案，是重症感染诊治成功的关键。

◎ 参考文献

[1] ROSSI B, GASPERINI M L, LEFLON-GUIBOUT V, et al. Hypervirulent Klebsiella pneumoniae in Cryptogenic Liver Abscesses, Paris, France[J]. Emerg Infect Dis, 2018, 24: 221-229.

[2] LI W, SUN G Z, YU Y H, et al. Increasing occurrence of antimicrobial-resistant hypervirulent (hypermucoviscous) klebsiella pneumoniae isolates in China[J]. Clin Infect Dis, 2014, 58(2): 225-232.

Case 11
诺卡菌感染

○ 王雅琴　王颖　郑苏群

◆ 病　史

患者，男性，76岁，因"反复咳嗽、咳痰伴咯血12年余，加重1个月"于2023-12-11入住浙江省中医院。患者于12年前无明显诱因出现咳嗽、咳痰伴咯血，于当地就诊，诊断为"支气管扩张伴咯血"，予以抗感染、止血等治疗后，症状缓解。之后，患者症状反复，时有咳嗽、咳痰，痰中带血，不规律抗生素、止咳、化痰、止血药物治疗效果欠佳。患者曾多次因咳嗽、咳痰、咯血住院治疗，2年前住院期间行支气管镜检查，未检出真菌、细菌及结核分枝杆菌等。1个月前，患者再次出现咯血，色鲜红，量多，自行前往当地诊所，予以云南白药口服后咯血逐渐停止，但咳嗽剧烈，痰多，色黄白相间，气喘，活动后加剧，至急诊查胸部CT示支气管扩张伴感染。为求进一步诊治，收住入院。既往史：前列腺增生，焦虑状态，阑尾切除术，痔疮切除术，鼻腔血管瘤术。有吸烟史30年，20支/d，已戒12年。

◆ 入院查体

T 36.2℃，P 90次/min，R 22次/min，BP 130/68mmHg。桶状胸，肋间隙增宽。两肺呼吸音低，两下肺闻及湿啰音，未及干啰音，心律齐。腹软，无压痛，肝脾未触及肿大，双下肢无水肿。

◆ 辅助检查

血白细胞计数 7.8×10^9/L，中性粒细胞百分比74.3%，血红蛋白108g/L，超敏C反应蛋白34.52mg/L。降钙素原0.512μg/L。痰培养阴性。2023-12-11胸部CT（见图11-1A～C）示支气管扩张伴感染。

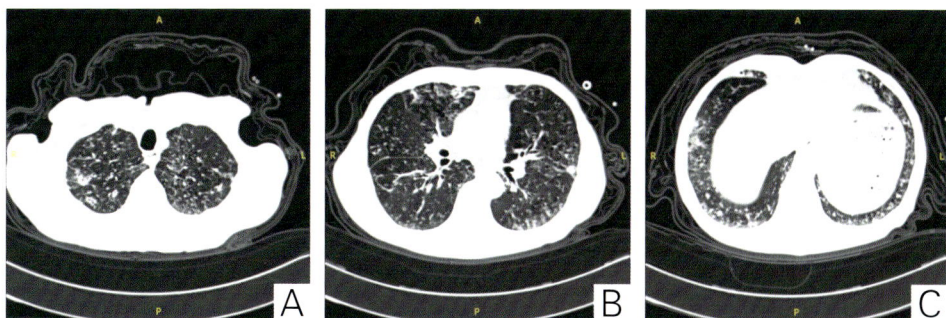

2023-12-11 胸部 CT 示两肺散在多发结节状及斑片状、条片状高密度影伴周围多发支气管扩张，边界欠清，两侧胸膜局部增厚（A～C）。

图 11-1　胸部 CT 影像

◆ 诊治经过

予以头孢哌酮、舒巴坦钠抗感染治疗，并完善检查。痰真菌涂片、抗酸杆菌涂片均为阴性，G 试验、GM 试验、IgE 均在正常参考值范围。2023-12-15 支气管镜检查（见图 11-2A、B）见两侧支气管各段管腔通畅，黏膜充血，有少量分泌物，于右肺上叶后段、右肺中叶行肺泡灌洗，见大量白色分泌物涌出，吸除后送检病原学检查。肺泡灌洗液巨噬细胞百分比 5.00%，中性分叶核百分比 92.00%，嗜酸性粒细胞百分比 3.00%，肺泡灌洗液真菌涂片、X-pert 检查、GM 试验均为阴性，mNGS 示鼻疽诺卡菌。多次送痰培养，结果示鼻疽诺卡菌。

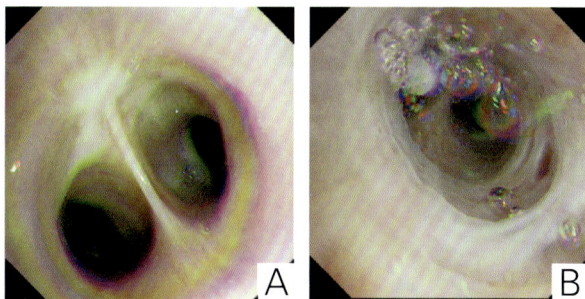

2023-12-15 支气管镜检查于右肺上叶后段（A）、右肺中叶（B）行肺泡灌洗，见大量白色分泌物涌出。

图 11-2　支气管镜图像

结合目前资料，诊断为支气管扩张、诺卡菌感染，予以复方磺胺甲噁唑片（TMP-SMZ）0.96g q8h 口服。1周后，患者出现恶心、头晕等不良反应，无法耐受，遂调整用药为利奈唑胺片 0.6g q12h 口服。2个月后，患者再次出现恶心、胸闷等不适，无法耐受，遂调整用药为康替唑胺片 0.8g q12h 口服，患者未诉明显不适，其间患者自行间断服用阿莫西林。总疗程3个月，2024-03-12复查胸部CT（见图 11-3A～C）示肺部病灶较前吸收。

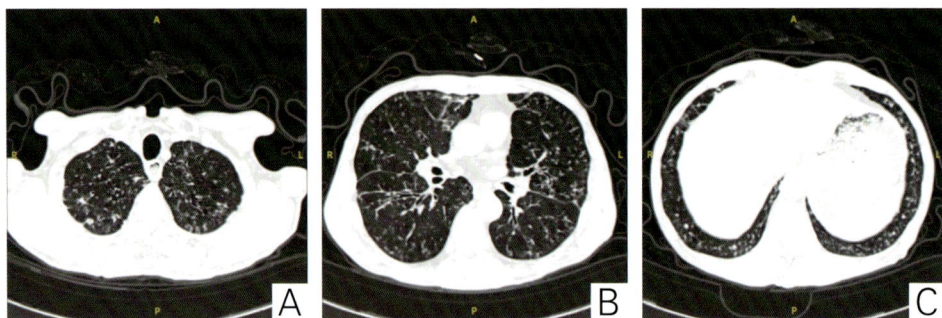

2024-03-12 胸部 CT 示两肺散在多发结节状及斑片状、条片状高密度影伴周围多发支气管扩张，边界欠清，较前有所吸收（A～C）。

图 11-3　胸部 CT 影像

● **专家点评**

诺卡菌属于革兰阳性需氧菌，可导致化脓性或肉芽肿性疾病，广泛存在于土壤、水、空气和腐烂的植物中，可通过呼吸道、消化道或皮肤伤口侵入人体，能引起局部或全身播散性化脓性病变，累及皮肤、肺、中枢神经系统及其他器官，肺部是最容易受累的器官[1, 2]。诺卡菌为条件致病菌，常见于免疫功能抑制的人群[2]，而近年来越来越多的研究证实，肺诺卡菌病也可发生在免疫功能正常的人群中，这些患者通常有支气管扩张、慢性阻塞性肺疾病等慢性肺病史[2-4]。本病临床表现和影像学表现常缺乏特异性[5]，且诺卡菌生长缓慢，培养周期长，阳性率低，故临床中容易漏诊、误诊。近年来，随着 mNGS 的发展，诺卡菌感染病例的报道逐渐增多。相比传统的微生物培养手段，mNGS具有时效性快、敏感性高、阳性率高的优势，适合复杂感染性疾病中罕见病原体的诊断。

　　本案例为老年支气管扩张患者，以反复咳嗽、咳痰、咯血为主要表现，在明确致病菌前，先后使用多种抗菌药物进行抗感染治疗的效果不佳。微生物检测和病原学诊断是选择抗菌药物的基础，尤其对于疑难重症感染，找到相关微生物病原学证据是疾病诊断和治疗的关键。对于反复抗感染效果差尤其是合并肺部结构性改变的患者，我们应该警惕少见菌感染的可能，尤其是诺卡菌、非结核分枝杆菌等。诺卡菌病的治疗应遵循足量、足疗程、个体化原则，药敏试验结果可作为指导。磺胺类药物一直用于治疗诺卡菌病，国内推荐复方磺胺甲噁唑（TMP-SMZ）起始剂量15mg/（kg·d）（按TMP计算）口服，3～4周后改为10mg/（kg·d），推荐疗程为3～4个月。根据免疫抑制状态，可延长用药疗程至6～12个月。部分患者无法耐受TMP-SMZ，可选用利奈唑胺。康替唑胺是全合成的新型噁唑烷酮类抗菌药物，可用于治疗由革兰阳性需氧菌引起的感染，其临床应用价值尚需更多依据佐证，不良反应同利奈唑胺。本案例先后应用TMP-SMZ、利奈唑胺、康替唑胺治疗后，病灶有所吸收。

◎ **参考文献**

[1] WORKMAN M R, PHILPOTT-HOWARD J, YATES M, et al. Identification and antibiotic susceptibility of Nocardia farcinica and N.nova in the UK[J]. J Med Microbiol, 1998, 47(1): 85-90.

[2] HAN Y, CHENG M, LI Z, et al. Clinical characteristics and drug resistance of Nocardia in Henan, China, 2017-2023[J/OL]. Ann Clin Microbiol Antimicrob, 2024, 23(1): 23[2025-01-22]. https://doi.org/10.1186/s12941-024-00677-4.

[3] WOODWORTH M H, SAULLO J L, LANTOS P M, et al. Increasing nocardia incidence associated with bronchiectasis at a tertiary care center[J]. Ann Am Thorac Soc, 2017, 14: 347-354.

[4] MARICELA V, MINERO M, MARÍN E, et al. Nocardiosis at the turn of the

century[J]. Medicine (Baltimore), 2009, 88(4): 250-261.

[5] KANNE J P, YANDOW D R, MOHAMMED T L, et al. CT findings of pulmonary nocardiosis[J]. AJR Am J Roentgenol, 2011, 197(2): W266-W272.

Case 12
恙虫病

○ 王雅琴　顾潇枫　郑苏群

◆ 病　史

患者，女性，73岁，因"发热伴头痛5天"于2024-08-20入住浙江省中医院。患者于5天前无明显诱因出现发热，体温最高至39.1℃，伴头痛，自行服用解热镇痛药物后，热退时头痛可缓解。3天前患者因持续发热至外院就诊，查新型冠状病毒RNA检测阴性，血超敏C反应蛋白113.82mg/L，总胆红素24.4μmol/L，谷丙转氨酶122U/L，谷草转氨酶169U/L，头颅CT示两侧大脑半球多发缺血灶，胸部CT示右肺数枚增殖灶及上叶钙化灶，予以哌拉西林和他唑巴坦抗感染、护肝及补液降温等治疗后，体温波动在37.8～39.0℃，头痛症状未见明显缓解，为求进一步诊治，收住入院。

◆ 查　体

T 38.8℃，P 78次/min，R 18次/min，BP 152/76mmHg。左侧锁骨上、颈部、双腋下、双腹股沟区扪及肿大淋巴结，最大直径2cm，轻度压痛，活动度可。全身皮肤黏膜无黄染，腹部及双下肢可见红色丘疹，颈抵抗（－），咽红，扁桃体无肿大，胸廓无畸形，无肋间隙增宽，两肺呼吸音清，未闻及干湿啰音，心律齐，心音正常，无杂音，腹软，无压痛，无反跳痛，肝脾未触及，无肝区叩击痛，无肾区叩击痛，墨菲征阴性，双下肢无水肿，四肢肌力正常，腱反射正常，克尼格征阴性，巴宾斯基征阴性。

◆ 辅助检查

血白细胞计数4.9×10⁹/L，中性粒细胞百分比84.3%，红细胞计数3.32×

10^{12}/L，血红蛋白 106g/L，超敏 C 反应蛋白 92.52mg/L，降钙素原 0.341μg/L。呼吸道病毒 5 项阴性，登革病毒 NS1 抗原阴性，巨细胞病毒 IgG 阳性，单纯疱疹病毒 I 型 IgG 阳性，EB 病毒 IgG 阳性，尿培养、淋球菌（尿）培养、血培养、尿液真菌培养均为阴性，肥达试验阴性。

◆ 诊治经过

患者发热时伴头痛，热退头痛可缓解，神经内科专科医生会诊后暂不考虑神经系统感染。仔细查体（见图 12-1A～C），患者腹部及双下肢均可见散在红色丘疹，右腹部皮肤可见焦痂，伴瘙痒。再次询问病史，患者否认近期蚊虫叮咬史。结合外院诊治过程，药物初始治疗暂予以美罗培南 0.5g q8h 联合多西环素 0.1g bid 广谱抗感染治疗，以及护肝、降温等对症治疗。

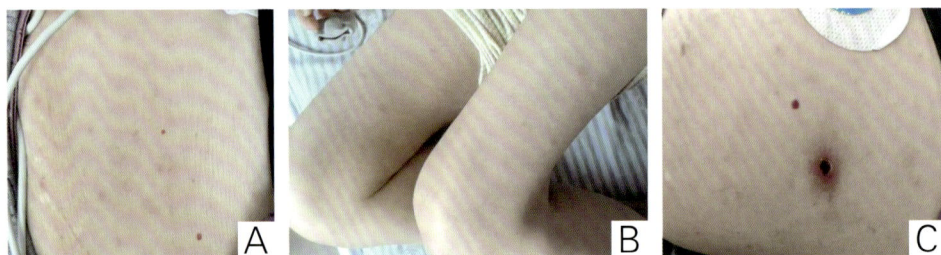

查体示腹部散在红色丘疹（A），双下肢散在红色丘疹（B），右腹部焦痂（C）。

图 12-1 皮疹图像

淋巴结 B 超（见图 12-2A、B）示左侧颈部淋巴结肿大，左侧锁骨上淋巴结肿大，双侧腋窝淋巴结肿大，双侧腹股沟淋巴结肿大。为明确致病病原体，行 mNGS，结果提示立克次体，诊断为恙虫病。立即予以虫媒隔离，停用美罗培南，调整多西环素口服剂量至 0.2g bid，密切监测肝功能及炎症指标变化。2 天后患者体温逐渐降至正常且未再反弹，头痛缓解，炎症指标、肝功能较前好转，续用多西环素 0.1g bid，总疗程 14 天。

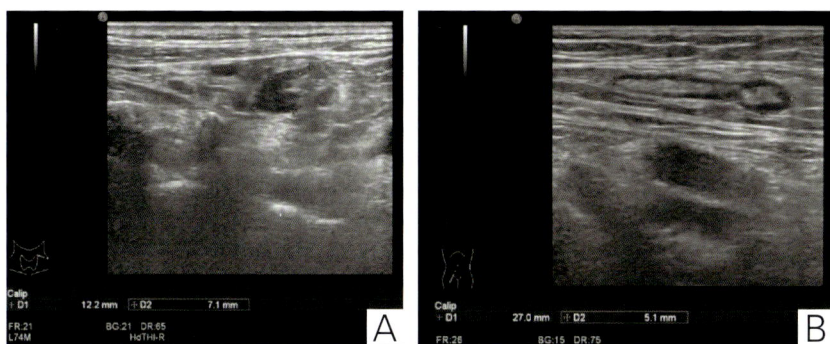

淋巴结 B 超示左侧颈部内探及多个低回声结节，较大的大小约 1.2cm×0.7cm（Ⅳ区），椭圆形，边界尚清，皮髓质回声分界不清，CDFI 可见少许血流信号（A）；双侧腹股沟探及多个低回声结节，右侧较大的大小约 2.7cm×0.5cm，椭圆形，边界尚清，皮质回声增厚，皮髓质分界尚清，CDFI 可见少许血流信号（B）。

图 12-2　B 超图像

● **专家点评**

　　发热待查是临床诊疗的难点。总体来说，可分为四大类：感染性疾病、肿瘤性疾病、非感染性炎症性疾病与其他疾病。其中，约 15% 的发热始终不能查明原因。发热病因复杂，临床表现多样，临床医生需做到详细的病史询问、细致的体格检查、必要的实验室检查和辅助检查。

　　恙虫病是由恙虫病东方体引起的一种急性发热性自然疫源性疾病。临床表现以发热、焦痂、淋巴结肿大为主，未及时治疗者可导致心肌炎、脑膜炎等并发症，严重者甚至死亡[1]。恙虫病不是我国的法定传染病，病例报告不存在强制性，同时恙虫病最早发生的症状是发热，在检查中容易忽视皮肤焦痂等特异性症状，且追溯患者的恙虫病病史也很困难[2]。恙虫病东方体为专性细胞内寄生微生物，感染后存在于内皮细胞、树突细胞、巨噬细胞与分叶核白细胞等，免疫机制复杂，涉及固有免疫、细胞免疫、体液免疫等[3]。研究表明，恙虫病并发 2 个或 2 个以上脏器、系统损害的发生率为 89.1%[4]。肺部损害为恙虫病最常见的器官损害，心脏损害会增加患者死亡率，其中窦性心动过缓是恙虫病的常见心电图表现，肝脾及淋巴结肿大在儿童中较为多见[5]。外斐反应阳性可作为恙虫病诊断的参考指标之一。血液高通量宏基因测序敏感性高，特异性强，在恙虫病临床诊断中得到了很好的运用，是确诊检测手段之一[6]。

本案例中，患者以反复发热、头痛为首发症状，神经系统体征阴性，伴超敏 C 反应蛋白升高、肝功能不全，常规抗感染治疗无效，提示本案非普通感染性疾病。在诊治过程中，详细的病史询问未能发现特殊性证据，仔细查体发现浅表淋巴结肿大、腹部焦痂及散在分布于四肢躯干的皮疹，特殊体征结合肝脏损伤，与皮肤科、感染科医生会诊后，我们将目光投向了恙虫病。外周血标本送检 mNGS 诊断明确后，仅口服多西环素便迅速控制了病情。

全面的病史采集是精确诊断的前提，开启真相大门的钥匙往往潜藏于微处。此外，多学科会诊是诊断复杂性疾病的重要途径之一，尺有所短，寸有所长，集思广益好过单打独斗、闭门造车。

◎ 参考文献

[1] XU G, WALKER D H, JUPITER D, et al. A review of the global epidemiology of scrub typhus[J/OL]. PLoS Negl Trop Dis, 2017, 11(11): e0006062[2025-01-22]. https://doi.org/10.1371/journal.pntd.0006062.

[2] DIAZ F E, ABARCA K, KALERGIS A M. An update on host-pathogen interplay and modulation of immune responses during Orientia tsutsugamushi Infection[J/OL]. Clin Microbiol Rev, 2018, 31(2): e00076-17[2025-01-22]. https://doi.org/10.1128/CMR.00076-17.

[3] 冯时, 梁张, 赵桂萍, 等. 恙虫病的免疫机制研究进展[J]. 生命科学研究, 2016, 20(3): 267-270.

[4] KUMAR V, KUMAR V, YADAV A K, et al. Scrub typhus is an under-recognized cause of acute febrile illness with acute kidney injury in India[J/OL]. PLoS Negl Trop Dis, 2014, 8(1): e2605[2025-01-22]. https://doi.org/10.1371/journal.pntd.0002605.

[5] ARONOFF D M, WATT G. Prevalence of relative bradycardia in orientia tsutsugamushi infection[J]. Am J Trop Med Hyg, 2003, 68(4): 477-479.

[6] PHUKLIA W, PANYANIVONG P, SENGDETKA D, et al. Novel high-throughput screening method using quantitative PCR to determine the antimicrobial susceptibility of orientia tsutsugamushi clinical isolates[J]. J Antimicrob Chemother, 2019, 74(1): 74-81.

Case 13
支气管扩张症伴曲霉菌感染

○ 钱艺恒　周林水　吕　昕

◆ 病　史

患者，女性，55岁，因"反复咳嗽、咳痰10年余，加重1周"于2023-12-04至浙江省中医院就诊。患者于10年余前无明显诱因出现咳嗽、咳痰，痰多色黄，伴间断发热，无胸闷气急、无咯血、无胸痛等，曾于外院多次就诊，诊断为支气管扩张伴感染，予以抗感染、止咳、化痰等治疗，症状可减轻，但反复发作。1周前患者咳嗽、咳痰加重，痰多色白，有腥臭味，伴发热、四肢酸痛，最高体温为39℃，偶有鼻塞流涕，无胸痛气急、无咯血等。胸部CT示两肺多发支气管扩张伴感染，纵隔小淋巴结。测甲流核酸阳性，抗病毒治疗后体温降至正常，但仍有咳嗽、咳痰，现为求进一步治疗，收治入院。既往史：有焦虑状态10余年，长期服用黛力新，近期停用；2007年左乳乳腺纤维瘤手术；2023年8月肋骨外伤后骨折，行保守治疗。

◆ 入院查体

T 36.9℃，P 93次/min，R 18次/min，BP 134/80mmHg。全身浅表淋巴结无肿大，气管居中，胸廓无畸形。两肺呼吸音清，两下肺闻及湿啰音，以左下肺明显，两肺未及干啰音，心律齐，无杂音。腹软，无压痛，肝脾未触及肿大，双下肢无水肿。

◆ 辅助检查

血白细胞计数 10.65×10^9/L，中性粒细胞百分比85%，超敏C反应蛋白 67.97mg/L，降钙素原0.125μg/L。2023-12-02胸部CT（见图13-1A～C）：

两肺可见多发囊、柱状扩张支气管影，部分可见小液平面，周围见斑片状密度增高影，边界欠清。

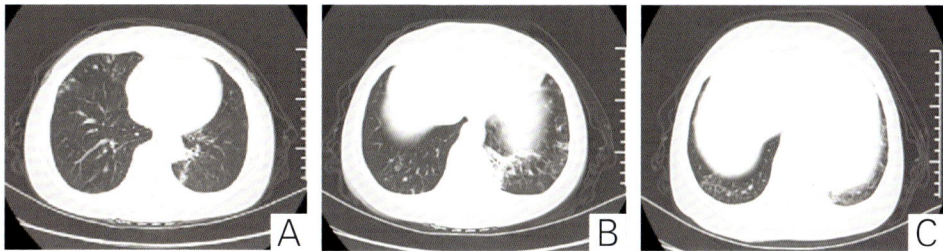

2023-12-02 胸部 CT 示两肺囊、柱状扩张支气管影，右肺中叶（A）、左肺下叶（B）病灶沿支气管血管束分布，呈"树芽征"改变，左肺下叶还可见片状密度增高影（C）。

图 13-1　胸部 CT 影像

◆ **诊治经过**

予以哌拉西林他唑巴坦抗感染治疗，以及化痰、止咳等对症治疗。其间支气管镜检查（见图 13-2）示气管、两侧支气管各段黏膜充血明显，管腔内见较多黄脓痰，左下基底段为甚，于左下叶后基底段、右肺中叶外侧段行肺泡灌洗，送检病原学检查。肺泡灌洗液示中性分叶核 91%、GM 试验 10.43μg/L、真菌涂片示找到真菌菌丝，培养结果示烟曲霉。肺泡灌洗液 mNGS 示烟曲霉（RPM：1069）、黄曲霉复合群（RPM：445）、甲型流感病毒（RPM：53003）。其间痰培养示黄曲霉、烟曲霉，血 IgE 14.75U/mL、烟曲霉 IgM ＜ 31.25AU/mL、烟曲霉 IgG ＜ 31.25AU/mL、GM 试验 0.15μg/L。明确诊断后，予以伏立康唑 0.2g q12h 口服、玛巴洛沙韦抗流感病毒等治疗，患者咳嗽、咳痰较前减轻。

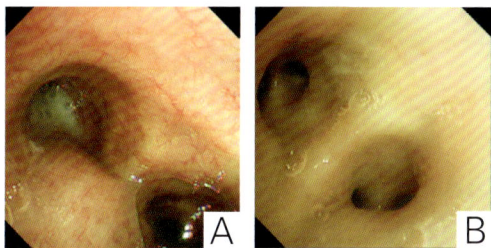

2023-12-13 支气管镜检查：左主支气管内见黄脓痰（A），左下叶基底段可见黏膜水肿明显，脓痰甚（B）。

图 13-2　支气管镜图像

规律用药1个月后，2024-01-14复查胸部CT（见图13-3A～C）示两肺局部支气管扩张，以右肺中叶、左肺下叶为著，两肺多发斑片状、结节状高密度影，病灶较前吸收。其间查伏立康唑血药浓度为3.19μg/mL。规律用药3个月后，2024-03-10复查胸部CT（见图13-3D～F）示两肺局部支气管扩张，以右肺中叶、左肺下叶为著，较前大致相仿，左下肺近脊柱旁病灶较前略增多。

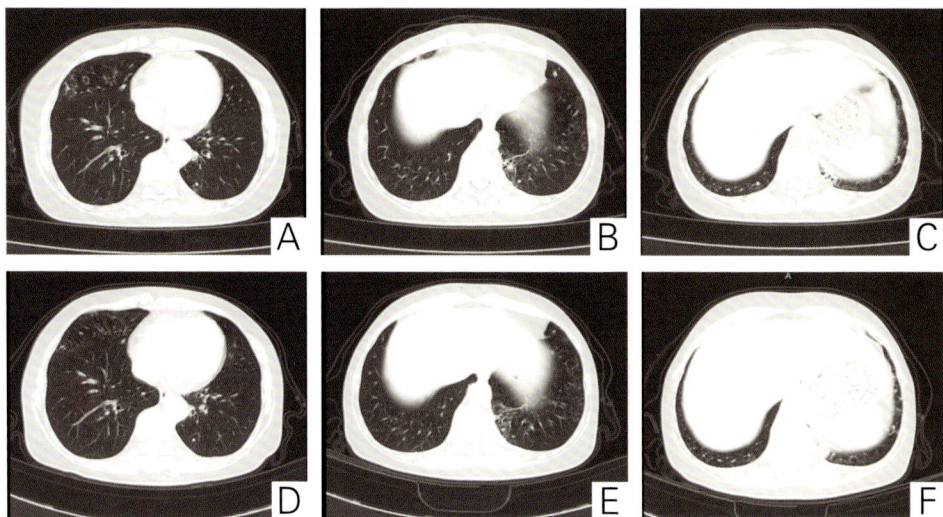

2024-01-14胸部CT示两肺支气管扩张明显，右肺中叶（A）、左肺下叶"树芽征"改变（B），左肺下叶片状密度增高影较前有所吸收（C）。2024-03-10胸部CT示两肺局部支气管扩张，以右肺中叶（D）、左肺下叶（E）为著，较前大致相仿，左下肺近脊柱旁病灶较前略增多（F）。

图13-3　胸部CT影像

规律用药3个月后，患者仍有咳嗽、咳痰，血嗜酸性粒细胞百分比9.8%，于2024-03-12行支气管镜下注药治疗。气管镜下可见（见图13-4A、B）气管、右侧支气管、左肺上叶和左肺下叶背段各段管腔通畅，黏膜正常，左肺下叶基底段开口处见白黏痰堵塞管腔，吸除后于左肺下叶外后基底段处分次注药，共两性霉素B 10mg（稀释后）。出院后一周，患者咳嗽、咳痰症状基本缓解，继续服用伏立康唑至6个月停药。

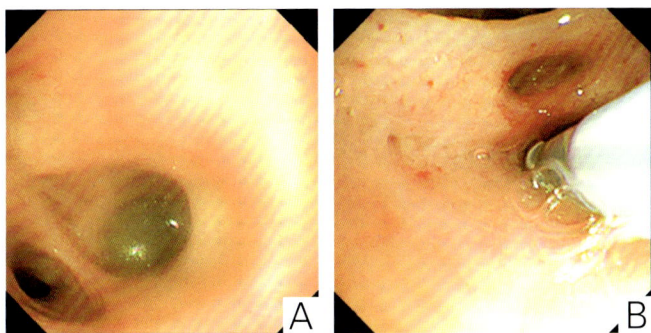

2024-03-12 支气管镜示左肺下叶基底段开口处见白黏痰堵塞管腔（A），左肺下叶外后基底段处分次注药，共两性霉素 B 10mg（B）。

图 13-4　支气管镜图像

● 专家点评

支气管扩张症通常以长期慢性咳嗽、咳大量脓痰和（或）间断咯血为主要临床表现，合并感染十分常见[1]。支气管壁不可逆性破坏、纤毛清除障碍、黏液积聚等气道内病理生理特征增加了支气管扩张症患者对曲霉菌的易感性[2]。一项 2003—2013 年的人群匹配队列回顾性分析证实了支气管扩张症患者曲霉菌感染率远高于无支气管扩张的患者[3]。支气管扩张症与曲霉菌感染存在相互作用，识别支气管扩张症中的曲霉菌感染，对改善感染性恶性循环、减缓气道重塑、延缓疾病进展均具有重要意义[4]。

曲霉菌感染短期内易形成组织坏死，并致肺局部结构性毁损[5]，而经有效抗真菌药物控制或经患者自身免疫局限后，病灶可迅速形成纤维及肉芽组织包裹。这些特点决定了全身药物干预可能因局部血运不良而难以发挥其应有作用。支气管镜下注药治疗是指在支气管镜下由专用注射管、喷洒管或直接将药物溶液喷注于气管、支气管和肺部霉菌病的病灶或其局属和（或）上级引流支气管并使其尽量留驻，以去除或减少、局限病原体，从而达到影像学或微生物学部分或完全缓解以及病灶的局限与稳定。两性霉素 B 水溶性较强，经气道黏膜吸收少而缓慢[6]，对气道黏膜无明显刺激性，是首选药物。

　　本案例为中老年女性，反复咳嗽、咳脓性痰 10 年余，病程时间长，一直未明确病原菌。肺泡灌洗液检查对诊断曲霉菌感染有着非常重要的价值，使用多种技术联合准确率更高。本案例中肺泡灌洗液 GM 试验为 10.43μg/L，明显增高，肺泡灌洗液培养、mNGS 均提示烟曲霉、黄曲霉感染。在治疗过程中，患者依从性好，伏立康唑规范治疗且监测血药浓度达标，疗效确切。规律用药 3 个月后，复查胸部 CT 左下肺近脊柱旁实性病灶较前略增多，渗出病灶不明显，患者仍有咳嗽、咳痰症状，考虑曲霉菌局部形成肉芽肿包裹，与全身用药血药浓度达标但局部病灶血药浓度不足相关性大。支气管镜下注药剂量取决于病灶空间容积，一般取 50mg 两性霉素 B 溶解于 20mL 5% 葡萄糖溶液中，应用 5～20mg 不等，单日限量为 30mg。在实施过程中，需调整体位以保留药液于病灶部位，尽量不吸引。本案例患者在治疗中未见明显不良反应，治疗后症状基本缓解。因此，全身用药联合局部注药可作为肺曲霉菌感染的常规治疗模式。

　　患者来院前，反复接受对症治疗，确实在一定程度上缓解症状，但这仅仅是迈出了治疗的第一步，更为关键且根本性的举措是探寻引起这些症状的真正原因。只有精准地揪出幕后"元凶"，我们才能够有的放矢，从根源上去进行干预和诊治。

◎ 参考文献

[1] 支气管扩张症专家共识撰写协作组, 中华医学会呼吸病学分会感染学组. 中国成人支气管扩张症诊断与治疗专家共识[J]. 中华结核和呼吸杂志, 2021, 44(4): 311-321.

[2] CHOTIRMALL S H, AL-ALAWI M, MIRKOVIC B, et al. Aspergillus-associated airway disease, inflammation, and the innate immune response[J/OL]. Biomed Res Int, 2013, 2013: 723129[2025-01-22]. https://doi.org/10.1155/2013/723129.

[3] YANG B, KIM T, RYU J, et al. Increased incidence and associated risk factors of aspergillosis in patients with bronchiectasis[J/OL]. J Pers Med, 2021(5)[2025-01-

22]. https://doi.org/10.3390/jpm11050422.

[4] 中华医学会呼吸病学分会哮喘学组. 变应性支气管肺曲霉病诊治专家共识
（2022 年修订版）[J]. 中华结核和呼吸杂志, 2022, 45(12): 1169-1179.

[5] GRAMEGNA A, AMATI F, TERRANOVA L, et al. Neutrophil elastase in
bronchiectasis[J/OL]. Respir Res, 2017, 18(1): 211[2025-01-22]. https://doi.
org/10.1186/s12931-017-0691-x.

[6] PATTERSON T F, THOMPSON G R, DENNING D W, et al. Practice guidelines
for the diagnosis and management of aspergillosis: 2016 update by the infectious
diseases society of America[J/OL]. Clin Infect Dis, 2016, 15, 63(4):e1-e60[2025-
01-22]. https://doi.org/10.1093/cid/ciw326.

Case 14
延迟性吸收肺脓肿

○ 王雅琴　王　颖　郑苏群

◆ 病　史

患者，男性，62 岁，因"咳嗽、咳痰伴发热 3 个月"于 2024-03-15 入住浙江省中医院。患者于 3 个月前因烧炭火时吸入浓烟引发咳嗽、咳痰，痰多色黄，伴发热，体温最高达 39℃，稍感胸闷，于当地卫生院就诊，予以头孢菌素类药物抗感染治疗，症状未改善。后至上级医院住院，查胸部 CT 示左肺上叶团片灶、肺气肿、纵隔及肺门稍大淋巴结等，支气管镜检查报告未见明显异常，予以头孢他啶抗感染、氨溴索化痰等治疗，体温较前下降至 38℃，仍有咳嗽、咳痰，胸闷症状较前加重，今为求进一步诊治，收住入院。既往有高血压病史 10 年，服药控制可。有吸烟史 40 年，20 支 /d，已戒 3 个月；有饮酒史 40 年，已戒。

◆ 入院查体

T 37.8℃，P 72 次 /min，R 18 次 /min，BP 137/77mmHg。胸廓无畸形，肋间隙无增宽。两肺呼吸音低，左上肺闻及痰鸣音，未及湿啰音，心律齐，未闻及杂音。腹软，无压痛，肝脾未触及肿大，双下肢无水肿。

◆ 辅助检查

血白细胞计数 19.03×10^9/L，中性粒细胞百分比 89%，血红蛋白 107g/L，超敏 C 反应蛋白 73.0mg/L，血降钙素原 0.101μg/L。CA125 48.2U/mL，CA72-4 79.2IU/mL，铁蛋白 635.9ng/mL，其余肿瘤标志物均在正常参考范围内。痰培养、血培养均呈阴性。2024-03-17 胸部增强 CT（见图 14-1A～E）示左肺上叶占位，考虑肿瘤伴远端阻塞性炎症，左肺下叶小结节，两肺气肿伴肺大疱。

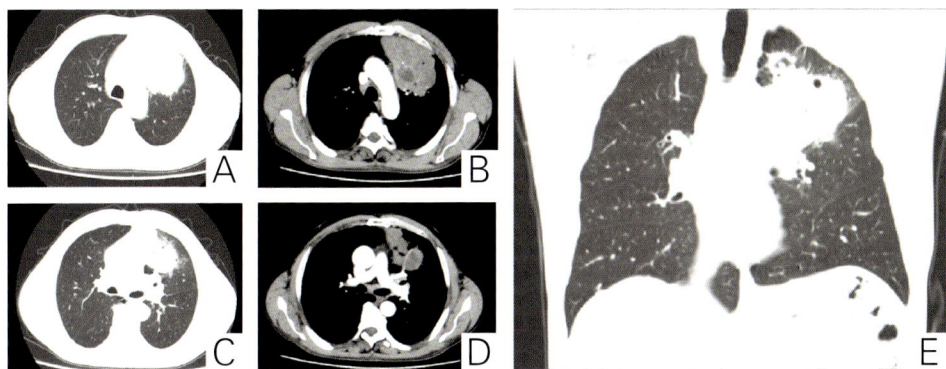

2024-03-17 胸部增强 CT 示左肺上叶混杂密度肿块，最大截面约 108mm×68mm，内可见点片状低密度影及细支气管影，伴支气管狭窄阻塞，远端可见散在小片状低密度影（A、C、E），增强扫描可见明显持续强化，其中可见液性暗区（B、D）。

图 14-1　胸部增强 CT 影像

◆ 诊治经过

予以莫西沙星抗感染治疗，3天后，患者咳嗽、咳痰减轻，炎症指标略有下降，仍有发热，最高38℃，考虑感染未得到控制，加用哌拉西林他唑巴坦钠联合治疗。为明确左肺上叶病灶性质，行支气管镜检查（见图 14-2A～C）见左侧支气管管腔内白色黏痰，左肺固有上叶尖后段开口管腔堵塞，有白色坏死物附着，用活检钳钳除部分后，有大量脓性分泌物涌出，管腔仍狭窄，黏膜充血水肿，吸除分泌物送病原学检查，活检送病理检查。

肺泡灌洗液结核分枝杆菌涂片、真菌涂片、GM 试验、X-pert 检测、真菌培养均呈阴性。左肺上叶尖后段活检病理（见图 14-2D）示黏膜内急、慢性炎细胞浸润，另见少量丝状坏死组织。免疫组化示 P53（＜5%＋）、Ki-67（5%＋）、CD20（B 细胞＋）、CD2（T 细胞＋）、CD3（T 细胞＋）、CD138（浆细胞＋）、CAM5.2（上皮＋）、IgG（＋）、IgG4（－）。特殊染色示 PAS（－）、PAS-M（－）、抗酸染色（－）。

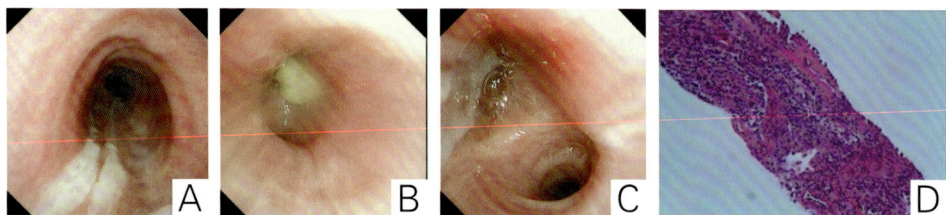

支气管镜检查见左侧主支气管管腔内白色黏痰（A），左肺固有上叶尖后段开口管腔堵塞，白色坏死物附着（B），管腔狭窄，黏膜充血水肿（C），黏膜内急、慢性炎细胞浸润，少量丝状坏死组织（D）。

图 14-2　支气管镜图像与病理图像

结合支气管镜检查、检查检验与病理结果，首先诊断为肺脓肿。患者病程已逾 3 个月，仍有发热，考虑感染控制不佳。为加强针对革兰阴性杆菌、厌氧菌等的抗菌作用，抗感染方案调整为美罗培南联合莫西沙星。一周后，患者体温正常，炎症指标较前下降，出院后继续口服莫西沙星，体温未反复。规律用药 2 个月后，2024-06-03 胸部 CT（见图 14-3A、B）示肺部病灶较前明显吸收。继续口服莫西沙星，规律用药 5 个月后，2024-09-09 胸部 CT（见图 14-3C、D）示肺部病灶较前基本吸收，左上肺局部支气管扩张。遂停药，随访。

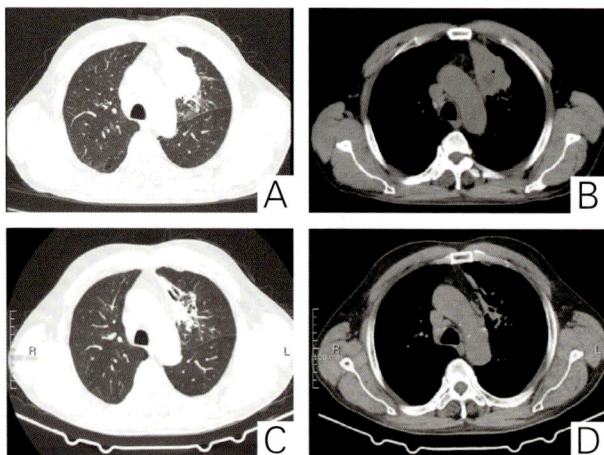

2024-06-03 胸部 CT 示左肺上叶见混杂密度团块影伴周围大片渗出，内可见片状低密度影及细支气管影，伴支气管狭窄阻塞，病灶较前明显吸收（A、B）。2024-09-09 胸部 CT 示左肺上叶见混杂密度团片影，其内多发支气管扩张，病灶基本吸收（C、D）。

图 14-3　胸部 CT 影像

● 专家点评

肺脓肿是由多种病原体所引起的肺组织化脓性病变，早期表现为化脓性肺炎，继而坏死、液化，形成脓肿，临床表现为高热、咳嗽和咳大量腥臭脓痰，伴有血白细胞计数升高或正常，胸部 X 线或 CT 显示肺实质内厚壁空洞伴液平面[1]。主要病原菌有厌氧菌、金黄色葡萄球菌、肺炎链球菌、肠杆菌科细菌、真菌和分枝杆菌等[2-4]。随着抗生素的推广使用，肺脓肿的发病率明显降低，但现代医学治疗肺脓肿仍存在局限性，如不典型肺脓肿发病率升高、多重耐药菌株增多、平均治疗周期延长、治愈率不高等，且当肺脓肿进展为脓胸时，病死率可达 20%[5, 6]。

根据感染途径可将肺脓肿分为吸入性肺脓肿、继发性肺脓肿和血源性肺脓肿；根据病程是否超过 3 个月，分为急性和慢性肺脓肿。慢性肺脓肿临床表现多为慢性咳嗽、咳脓痰、反复咯血、不规则发热等，常呈贫血、消瘦等慢性消耗状态。

本案例为中老年男性，以咳嗽、咳痰、发热为主要表现，胸部 CT 可见团片影和纵隔淋巴结肿大，曾采取抗感染治疗，但效果不佳。根据影像特点、实验室检查及病史等，首先考虑感染，肺癌伴阻塞性肺炎亦不能除外，最终行支气管镜检查排除恶性可能，明确诊断。但患者病原学检查阴性，经抗感染治疗后肺部病灶吸收缓慢，甚至出现局部渗出增多的现象，面对这种情况，临床医生坚定诊疗信心，充分把握疾病特点，没有怀疑诊治方向，最终历时数月，病灶明显吸收。慢性肺脓肿在临床上亦不少见，一般急性肺脓肿只要及时正规治疗，大部分患者都能够在 3 个月内痊愈，而大多数慢性肺脓肿患者多是未经正规治疗或未及时治疗而致病情迁延难愈。本案例中患者从出现症状到正规就诊时隔 3 个月，不规范的诊疗可能是最终导致其慢性肺脓肿的原因。有效引流是肺脓肿治疗的关键，支气管镜下吸痰是本病好转的重要环节之一。

感染性疾病的表现扑朔迷离，临床医生应具备扎实的临床知识及丰富的临床经验，应用病原微生物、病理等手段刨根问底，找到病因。临床中遇到诊断明确但治疗效果不佳时，则应坚定信心，认真剖析诊疗细节，寻求综合手段以达到更好的疗效。

◎ **参考文献**

[1] 葛均波, 徐永健, 王辰. 内科学[M]. 9 版. 北京: 人民卫生出版社, 2018: 57-58.

[2] FEKI W, KETATA W, BAHLOUL N, et al. Lung abscess: diagnosis and management [J]. Rev Mal Respir, 2019, 36(6): 707-719.

[3] 《抗菌药物临床应用指导原则》修订工作组. 抗菌药物临床应用指导原则（2015 年版）[M]. 北京: 人民卫生出版社, 2015: 53-54.

[4] 巴特利特. ABX 指南: 感染性疾病的诊断与治疗[M]. 马小军, 徐英春, 刘正印, 译. 北京: 科学技术文献出版社, 2012: 198-200.

[5] CHRYSTLE M, VISHAK A, SINDHU K, et al. Primary lung abscess due to multidrug-resistant Klebsiella pneumoniae[J/OL]. BMJ Case Rep, 2021, 14(9): e244759[2025-01-22]. https://doi.org/10.1136/bcr-2021-244759.

[6] LEE J H, HONG H, MARIO T, et al. Percutaneous transthoracic catheter drainage for lung abscess: a systematic review and meta-analysis[J]. Eur Radiol, 2021, 32(2): 1184-1194.

Case 15
纵隔淋巴结结核

○ 周晓青　郑苏群　顾潇枫

◆ 病　史

患者，男性，67岁，因"咳嗽5个月，伴背痛、乏力3个月"于2024-09-01入住浙江省中医院。患者于5个月前无明显诱因出现咳嗽、咳痰，量不多，无发热等，查胸部CT示两肺小结节、隆突下淋巴结肿大，予以止咳对症处理，效果不佳。3个月前，患者出现乏力、左后背疼痛，于外院查冠脉造影未见异常，予以瑞舒伐他汀、地尔硫䓬治疗，症状未见缓解。后查纵隔增强CT示上纵隔脊柱旁团块影及相邻椎体骨质破坏，考虑恶性肿瘤，转移瘤可能，纵隔多发肿大淋巴结。现患者背部疼痛，时有咳嗽、咳痰，伴乏力，稍微活动后症状即显著，无胸痛、发热、气急等不适，为求进一步诊治，收住入院。既往史：右半结肠肿物切除术后26年；强直性脊柱炎病史13年余，柳氮磺胺吡啶、雷公藤用药史（已停药）；克罗恩病史5年余。

◆ 入院查体

T 36.5℃，P 70次/min，R 18次/min，BP 134/75mmHg。锁骨上淋巴结未触及肿大，气管居中，胸廓畸形。两肺呼吸音低，未闻及干湿啰音，心律齐，未闻及杂音。腹软，无压痛，肝脾未触及肿大，双下肢无水肿，左后背压痛，俯身活动受限。

◆ 辅助检查

血白细胞计数7.8×10^9/L，中性粒细胞百分比72%，超敏C反应蛋白8.7mg/L，红细胞沉降率（ESR）38mm/h，血抗结核抗体阳性、抗核抗体（ANA）、抗中性粒细胞胞质抗体（ANCA）阴性。血肿瘤指标均在正常参考范围。纵隔增强CT检查（见图15-1A～C）示两肺小结节，隆突下淋巴结肿大，上纵隔脊柱旁团块影及相邻椎体骨质破坏，考虑恶性肿瘤，转移瘤可能。

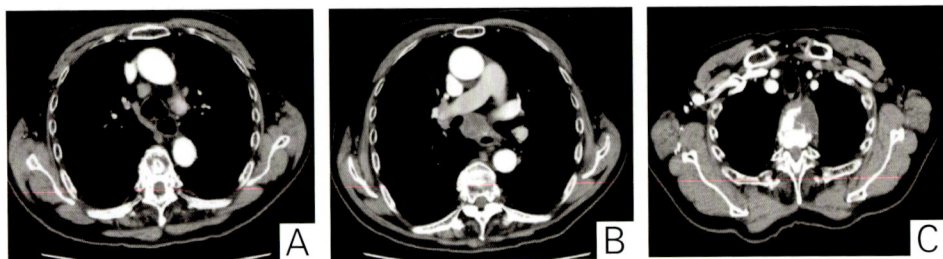

2024-08-29纵隔增强CT示4R组淋巴结肿大（A）、7组淋巴结肿大（B），上纵隔脊柱旁团块状软组织密度影，边界尚清，增强后可见环状强化，相邻椎体可见骨质破坏（C）。

图15-1　纵隔增强CT影像

◆ 诊疗经过

患者存在纵隔肿块，破坏骨质，首先考虑恶性肿瘤伴转移，但因患者有使用免疫抑制剂病史，故不能排除纵隔淋巴结结核并骨结核可能。骨伤科会诊考虑患者胸廓畸形，骨组织活检风险较大。遂行支气管镜检查（见图15-2A、B）见气管、两侧支气管各段管腔通畅，可见少量痰液附着，右中叶支气管开口局部色素沉着，予以肺泡灌洗，凸面超声支气管镜探及2R、4R、7组淋巴结肿大，密度极低，多次超声引导下经支气管针吸活检（endobronchial ultrasound-guided trans-bronchial needle aspiration，EBUS-TBNA）仅穿刺出破碎组织，遂行气管内超声引导建隧活检技术，EBUS穿刺针在7组淋巴结同一位置反复穿刺，形成隧道后，超声实时监视下置入活检钳钳取少量组织，进行X-pert检测、病理检查。

7组淋巴结活检病理（见图15-2C）示支气管黏膜间质胶原纤维组织增生伴少量慢性炎细胞浸润，免疫组化示P53（＜5%＋）、Ki-67（5%＋）、CK7（＋）、TTF-1（＋）、Napsin A（－）、CK5/6（＋）、P63（＋）、CD68（组织细胞＋）、CD34（血管＋）、CKpan（＋）。特殊染色示抗酸杆菌未找到、PAS（－）、PAS-M（－）。2R、4R、7组淋巴结液基细胞学未见肿瘤细胞。

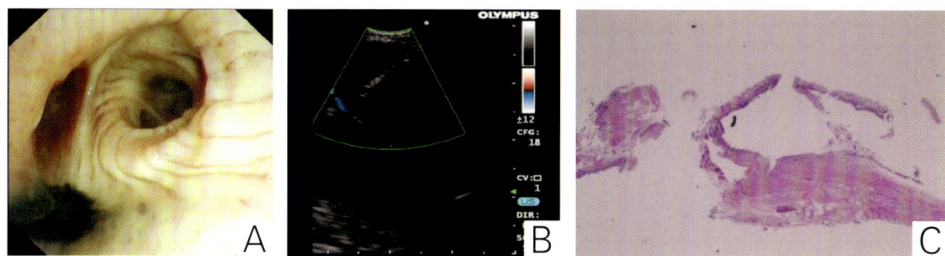

2024-09-04 支气管镜检查见右中叶支气管可见少量色素沉着（A），EBUS-TBNA 穿刺 7 组淋巴结（B），支气管黏膜间质胶原纤维组织增生伴少量慢性炎细胞浸润（C）。

图 15-2　支气管镜图像与病理图像

　　纵隔淋巴结组织 X-pert 检测提示结核分枝杆菌复合群 DNA 阳性（极低）。结合临床，诊断为纵隔淋巴结结核合并骨结核，转结核专科医院接受规范抗结核治疗。规律用药 3 个月后，2024-12-13 胸部 CT（见图 15-3A～C）示纵隔淋巴结较前缩小，脊柱旁软组织影较前缩小。

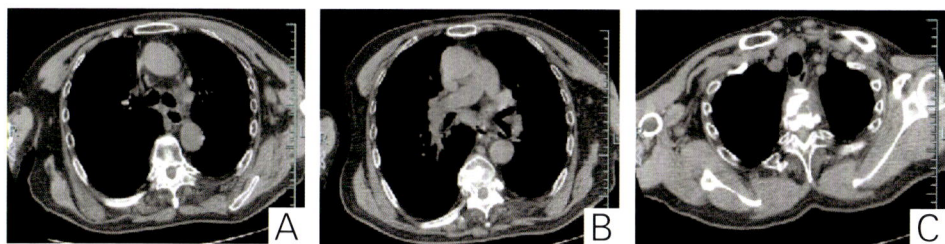

2024-12-13 胸部 CT 纵隔窗见上纵隔脊柱旁团块影及相邻椎体骨质破坏，较前（2024-08-29）好转，纵隔淋巴结缩小。

图 15-3　胸部 CT 影像

● **专家点评**

　　肺结核是一种由结核分枝杆菌引起的慢性传染性疾病，肺结核的患病率呈现上升趋势[1]。及时、准确诊断肺结核是治疗和控制结核病流行的最重要措施。肺结核和肺癌均为肺部的常见疾病，上肺尖部、后段及下肺背段是肺结核的好发部位。临床表现、胸部影像学表现及病变部位不符合临床常见的不典型肺结核[2]在影像学上易误诊为肺癌，尤其是伴有骨质破坏时，更加趋向于诊断为肺癌骨转移，增加了误诊、漏诊的风险[3]。

肺外结核是指发生在肺部以外器官和部位的结核病，包括淋巴结结核、结核性脑膜炎、结核性腹膜炎、肠结核、肾结核、附睾结核、女性生殖器结核、骨关节结核等，通常占结核病的10%～25%。肺外结核的诊断具有挑战性，因其临床标本相对含菌量少，对诊断试验灵敏度低。在临床工作中，我们应力争获得理想的标本，以满足细菌学和组织病理学检查的需要。

本案例中，患者以咳嗽、背痛为主要症状，入院前曾辗转就诊于多家医院的多个科室，但均未能得到明确诊断。入院后，结合患者纵隔肿块伴骨质破坏，恶性肿瘤伴骨转移仍是我们首先考虑的诊断，但基于患者既往的免疫相关病史及免疫抑制剂用药史[4-6]，肺外结核仍不能除外。淋巴结或组织活检是我们鉴别二者的最佳途径。鉴于上纵隔脊柱旁团块穿刺的难度及风险，而支气管镜检查相对安全，我们首先选择了EBUS-TBNA。但EBUS-TBNA诊断过程并非一帆风顺，EBUS显示2R、4R、7组淋巴结密度极低，考虑坏死明显，多次穿刺均未能获得足够的组织。为了获取更多的病理组织，我们采用了气管内超声引导建隧活检技术，通过穿刺针在同一区域反复穿刺的方式构建通道，再利用活检钳获取7组淋巴结，活检组织进行病理检查及X-pert检测等，最终明确诊断。

气管内超声引导建隧活检术是指在气管内超声引导监视下，经气道建立透过气道黏膜及黏膜下各层组织结构的隧道（建隧），用活检钳或冷冻探针经隧道自纵隔或紧邻主气道的病灶处进行取材的介入呼吸病学技术[7]。建隧方法有EBUS引导下穿刺针建隧，常规王氏针建隧，激光、APC烧灼建隧等。此项新技术是气管内超声引导经气道淋巴结活检技术的延伸和发展，还有待呼吸内镜同仁在临床中进一步验证其安全性与有效性。

◎ **参考文献**

[1] WANG G, XU J, HUANG B, et al. Epidemiological characteristics of pulmonary tuberculosis among health-care workers in Henan, China from 2010 to 2017[J/OL]. BMC Infect Dis, 2020, 20(1): 484[2025-01-22]. https://doi.org/10.1186/s12879-020-05163-8.

[2] 陈凌微. 探讨超高分辨率CT对不典型肺结核球（PT）与周围型小肺癌（SPLC）的鉴别诊断价值[J]. 现代医用影像学, 2024, 33(10): 1838-1840, 1847.

[3] 段慧, 韩丹, 康绍磊, 等. 基于AI数据分析对不典型肺结核误诊为周围型肺癌的临床研究[J]. 临床放射学杂志, 2021, 40(7): 1312-1315.

[4] TSOKOS G C. Autoimmunity and organ damage in systemic lupus erythematosus[J]. Nat Immunol, 2020, 21(6): 605-614.

[5] TORRES-GONZÁLEZ P, ROMERO-DÍAZ J, CERVERA-HERNÁNDEZ M E, et al. Tuberculosis and systemic lupus erythematosus: a case-control study in Mexico City[J]. Clin Rheumatol, 2018, 37(8): 2095-2102.

[6] XIAO X, DA G, XIE X, et al. Tuberculosis in patients with systemic lupus erythematosus-a 37-year longitudinal survey-based study[J]. J Intern Med, 2021, 290(1): 101-115.

[7] 冯靖, 石瑜. 气管内超声引导建隧活检术及规范操作要点[J]. 天津医药, 2021, 46(6): 633-635.

Case 16
重症腺病毒感染

○ 周晓青　周林水　马丽华

◆ 病　史

患者,女性,54岁,因"反复咳嗽、喘息40年,再发1个月,加重伴发热10天"于2024-03-19入住浙江省中医院。患者于40年前(幼年)出现咳嗽、喘息,症状反复,外院诊断为"哮喘",不规则吸入布地奈德福莫特罗粉吸入剂320μg治疗。症状时有发作,治疗后可缓解。1个月前患者无明显诱因出现咳嗽、喘息,较前明显加重,无发热,就诊于当地医院,2024-02-24查胸部CT示两肺散在感染病灶,超敏C反应蛋白0.8mg/L,予以对症治疗后,症状稍减轻。10天前,住院期间,患者出现发热,体温最高达39.1℃,伴喘息、气急加重,查腺病毒DNA阳性,先后予以莫西沙星、哌拉西林/他唑巴坦、病毒唑、氟康唑等抗感染治疗,其间曾予以甲泼尼龙40mg/d抗炎、平喘治疗,症状稍缓解,但仍有发热、气急,复测血白细胞计数$9.6×10^9$/L,中性粒细胞百分比98.2%,超敏C反应蛋白高达259.9mg/L,遂急至上级医院,复查肺部CT示两肺感染病灶,较前明显进展,考虑重症肺炎合并呼吸衰竭,予以经鼻高流量氧疗、美罗培南和奥马环素抗感染等处理,症状缓解不明显。2天后患者转回当地医院,超敏C反应蛋白146.6mg/L,复测腺病毒DNA阳性,予以经鼻高流量氧疗、美罗培南抗感染、甲泼尼龙抗炎、低分子量肝素抗凝等处理,超敏C反应蛋白降至37.4mg/L,但仍持续发热,气急明显,咳嗽、咳痰,痰多色黄,D-二聚体持续升高至29.27mg/L,现为求进一步诊治,转入我院。既往史:有头孢菌素类药物过敏史,具体不详。否认吸烟史。

◆ **入院查体**

T 37.1℃，P 112 次 /min，R 25 次 /min，BP 121/80mmHg。指尖血氧饱和度 90%（吸氧 5L/min），呼吸急促，形体消瘦。全身浅表淋巴结未触及肿大，口唇紫绀明显，气管居中，桶状胸，肋间隙增宽。双肺闻及哮鸣音，下肺闻及湿啰音，心律齐，无杂音。腹软，无压痛，肝脾未触及肿大，双下肢无水肿。

◆ **辅助检查**

2024-03-08 胸部 CT（见图 16-1A～C）示肺部感染，两肺含气囊腔，右侧胸膜改变。2024-03-13 胸部 CT（见图 16-1D～F）示两肺散在感染性病变，下叶为著，纵隔内可见稍大淋巴结。2024-03-15 血白细胞计数 $5.1×10^9$/L，中性粒细胞百分比 94.8%，血红蛋白 117g/L，血小板 $96×10^9$/L，超敏 C 反应蛋白 146.6mg/L。降钙素原 1.75ng/mL，BNP 50.50pg/mL，铁蛋白 17560ng/mL，D-二聚体 11.94mg/L，ESR 57mm/h，ANA 阴性，甲型流感病毒、乙型流感病毒、新型冠状病毒核酸均呈阴性，腺病毒核酸阳性。2024-03-19 超敏 C 反应蛋白 37.4mg/L，D-二聚体 29.27mg/L。

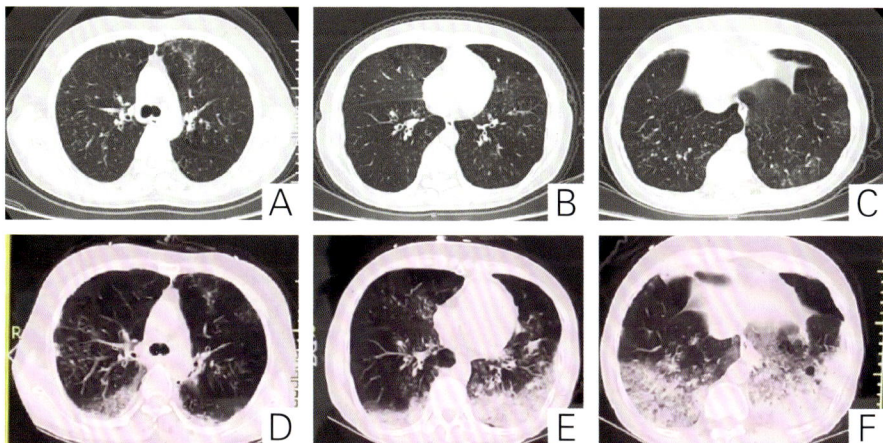

2024-03-08 胸部 CT 示两肺散在感染灶（A～C）。2024-03-13 胸部 CT 示两肺多发斑片状、片状高密度影，边界不清，两下肺为甚，较前明显进展（D～F）。

图 16-1　胸部 CT 影像

◆ 诊疗经过

患者持续发热，气急明显，合并Ⅰ型呼吸衰竭，多次检出腺病毒DNA阳性，肺部病灶快速进展，考虑重症腺病毒肺炎，予以持续经鼻高流量氧疗、静脉注射人免疫球蛋白提高机体免疫力、甲泼尼龙80mg/d抗炎、美罗培南联合莫西沙星抗感染、低分子量肝素抗凝等治疗。患者持续低氧血症，伴D-二聚体升高，不排除肺动脉栓塞的可能。2024-03-21肺动脉CTA检查（见图16-2A～C）示肺动脉CTA未见明显异常，两肺多发炎症，比较前片，病灶有所吸收。4天后，患者气急症状明显减轻，D-二聚体均较前明显下降，超敏C反应蛋白下降至29.68mg/L，遂停用美罗培南，并予以胸腺法新促细胞免疫，甲泼尼龙减量至32mg/d。2024-03-25痰培养示烟曲霉，IgE 759.11 IU/mL，超敏C反应蛋白71.46mg/L，较前有增高趋势，结合支气管哮喘基础病史，近期广谱抗生素、糖皮质激素应用史，患者仍有咳嗽、咳痰不畅，考虑存在合并变应性支气管肺曲菌病（allergic bronchopulmonary aspergillosis，ABPA），加用伏立康唑抗真菌、布地格福规律吸入治疗。治疗半个月后，2024-04-08复查胸部CT（见图16-2D～F）示两肺病灶较前明显吸收，散在支气管扩张、局部树芽征改变。

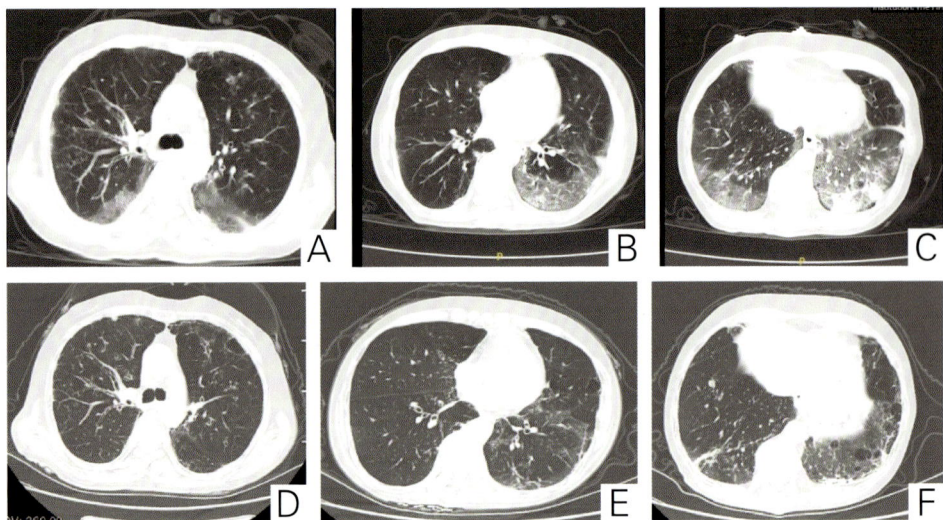

2024-03-21胸部CT两肺多发斑片状、片状高密度影，边界不清，较前有所吸收（A～C）。2024-04-08胸部CT示两肺病灶较前明显吸收，散在支气管扩张、局部树芽征改变（D～F）。

图16-2　胸部CT影像

◎ **专家点评**

呼吸道腺病毒感染常见于婴幼儿[1]，免疫功能正常的成年人出现腺病毒呼吸道感染多为隐性感染，重症感染的发生率相对较低[2]。但近年呼吸道腺病毒感染进展成肺炎甚至重症肺炎的病例逐渐增多，且有死亡病例出现[3]，其临床表现较其他病毒感染相比缺乏特异性[4]。因此，早期的腺病毒肺炎诊断非常重要，通常结合患者的年龄、影像学特征以及腺病毒检测等方面识别。

具有人腺病毒肺炎临床表现，并符合以下任一项主要标准或≥3项次要标准的患者，可诊断为危重症人腺病毒肺炎病例[5]。

（1）主要标准：①需要气管插管行机械通气治疗；②脓毒性休克经积极液体复苏后仍需要血管活性药物治疗。

（2）次要标准：①呼吸频率（respiratory rate，RR）增快：成人及5岁以上儿童≥30次/min，1岁以下婴幼儿RR＞70次/min，1～5岁儿童RR＞50次/min；②氧合指数≤250mmHg；③多肺叶浸润；④意识障碍和（或）定向障碍；⑤血尿素氮≥7.14mmol/L；⑥收缩压＜90mmHg需要积极的液体复苏。

目前，腺病毒感染尚无特效药物，治疗上以对症支持、提高机体免疫力和针对并发症为主。少数腺病毒肺炎病情可能急剧进展为危重症，发生急性呼吸窘迫综合征（acute respiratory distress syndrome，ARDS），甚至死亡。对于合并有基础疾病的腺病毒感染，需早期发现可能导致预后不良的危险因素，积极治疗、改善预后、降低病死率。

本案例为中年女性患者，以发热伴咳嗽、气急为首发症状，多次呼吸道核酸检测提示腺病毒阳性，结合患者症状、实验室检查及影像学检查，诊断为腺病毒肺炎。同时，患者既往有支气管哮喘病史，且合并贫血、持续高热，肺部阴影进展快，伴明显低氧血症，需高浓度氧疗支持呼吸，符合重症腺病毒肺炎的诊断。患者从发病起辗转多家医院，病情加重，其间诊断多次存疑，这既有患者就诊情况复杂的原因，也有医生对疾病认识不足的因素。本案例先后采用抗感染、抗炎、免疫调节和对症治疗的综合治疗方案，旨在全面控制重症腺病毒感染及其并发症，提高患者的治疗效果和生存质量。其中，糖皮质激素可以抑制过强的免疫病理反应，减轻严重的炎症病理损伤，但研究显示，即使小剂量使用糖皮质激素也是曲霉菌感染的重要高危因素，这可能与呼吸保护屏障的破坏、干扰素的过表达、免疫细胞损伤和环境暴露等因素相关[6]。在重症腺病毒感染的诊治过程中，我们还要警惕合并曲霉菌感染的可能性。

本案例旨在提醒临床医生需重视重症病毒肺炎诊治过程中的病情监测，尤其是住院时间较长、使用糖皮质激素和合并基础疾病等的患者，需警惕多重感染，加强病原学监测，仔细甄别，及时调整治疗方案。

◎ 参考文献

[1] LIU M C, XU Q, LI T T, et al. Prevalence of human infection with respiratory adenovirus in China: a systematic review and meta-analysis[J/OL]. PLoS Negl Trop Dis, 2023, 17(2): e0011151[2025-01-22]. https://doi.org/10.1371/journal.pntd.0011151.

[2] SUN B, HE H, WANG Z, et al. Emergent severe acute respiratory distress syndrome caused by adenovirus type 55 in immunocompetent adults in 2013: a prospective observational study[J/OL]. Crit Care, 2014, 18(4): 456[2025-01-22]. https://doi.org/10.1186/s13054-014-0456-6.

[3] TAN D, ZHU H, FU Y, et al. Severe community-acquired pneumonia caused by human adenovirus in immunocompetent adults: a multicenter case series[J/OL]. PLoS One, 2016, 11(3): e0151199[2025-01-22]. https://doi.org/10.1371/journal.pone.0151199.

[4] 贾春阳, 时胜利. 儿童腺病毒肺炎胸部CT表现与临床特点分析[J]. 临床放射学杂志, 2023, 42(3): 472-476.

[5] 人腺病毒呼吸道感染预防控制技术指南编写审定专家组. 人腺病毒呼吸道感染预防控制技术指南（2019年版）[J]. 中华预防医学杂志, 2019, 53(11): 1088-1093.

[6] RUSSO A, FALCONE M, VENA A, et al. Invasive pulmonary aspergillosis in non-neutropenic patients: analysis of a 14-month prospective clinical experience[J]. J Chemother, 2011, 23(5): 290-294.

Case 17
非结核分枝杆菌病

○ 王雅琴　王　颖　郑苏群

◆ 病　史

患者，男性，69岁，因"反复咳嗽、气急伴发热1年余，加重4个月"于2024-02-05入住浙江省中医院。患者1年前因新型冠状病毒感染后出现咳嗽、咳痰，痰白质黏，胸闷、气急，活动后加重，伴发热，体温在37.5～38.0℃。外院就诊查胸部CT示支气管扩张、弥漫性间质性改变，血ANA、ANCA、呼吸道病毒抗体、GM试验、IgE等均未见明显异常。其间行支气管镜检查，肺泡灌洗液mNGS提示耶氏肺孢子菌，予以糖皮质激素抗炎、左氧氟沙星、SMZ、卡泊芬净等治疗，症状反复，仍有低热，考虑肺部疾病不能解释。完善自身免疫性肝病类、IgG4、血管炎抗体、血尿免疫电泳、尿游离轻链等检测，均未见明显异常。肌炎抗体谱示抗Ku抗体阳性，肌电图示肌源性损害，考虑支气管扩张、间质性肺病、耶氏肺孢子菌感染、特发性炎性肌病可能，规律应用尼达尼布、SMZ、甲泼尼龙，加用羟氯喹，症状好转后出院。随访期间停用羟氯喹，改吗替麦考酚酯，余用药不变。定期复查胸部CT提示两肺病变较前略进展。4个月前，患者出现咳嗽、咳痰，胸闷、气急加重，伴发热，遂再行支气管镜检查，肺泡灌洗液培养见多种丝状真菌混杂生长，GM试验1.17μg/L，mNGS提示烟曲霉、未见耶氏肺孢子菌，痰培养示烟曲霉，加用伏立康唑口服抗真菌，继用尼达尼布、吗替麦考酚酯、复方磺胺吡啶、甲泼尼龙口服，症状好转。3个月前再次因胸闷、气促入院，查右下肢胫后静脉血栓形成，肺动脉CTA提示左上肺动脉栓塞，予以利伐沙班抗凝，治疗1个半月后复查下肢静脉血栓消失，肺栓塞减轻。1周前，患者再次出现发热、咳嗽、咳痰伴胸闷气急，外院予以左氧氟沙星、莫西沙星抗感染等治疗后，症状未见减轻，现为求进一步诊疗，收住入院。既往史：前列腺增生病史、带状疱疹病史。

◆ **入院查体**

T 37.1℃，P 121 次 /min，R 21 次 /min，BP 102/75mmHg。形体消瘦，皮肤黏膜无瘀点、瘀斑，全身浅表淋巴结无肿大，桶状胸，肋间隙增宽，两肺呼吸音低，下肺闻及湿啰音，心律齐，未闻及杂音，腹软，无压痛，肝脾未触及肿大，双下肢无水肿。

◆ **辅助检查**

2023-10-20 支气管镜检查（见图 17-1A）示两侧支气管各段管腔通畅，脓性分泌物附着，以左侧为甚，于左肺舌段、基底段行肺泡灌洗送检病原学检测。2023-11-27 双下肢深静脉 B 超（见图 17-1B）示右下肢胫后静脉内异常实质性回声，考虑深静脉血栓形成，右下肢肌间静脉血栓形成。2024-11-30 肺动脉 CTA（见图 17-1C～F）示右肺动脉散在分支及左肺上叶肺动脉局部栓塞，两肺散在炎性病变，较前增多。两肺弥漫斑点样磨玻璃密度增高影，左肺上叶空洞，考虑感染可能，两肺散在慢性炎症伴纤维灶，两肺散在间质性改变，较前大致相仿，纵隔内数枚淋巴结，部分肿大。

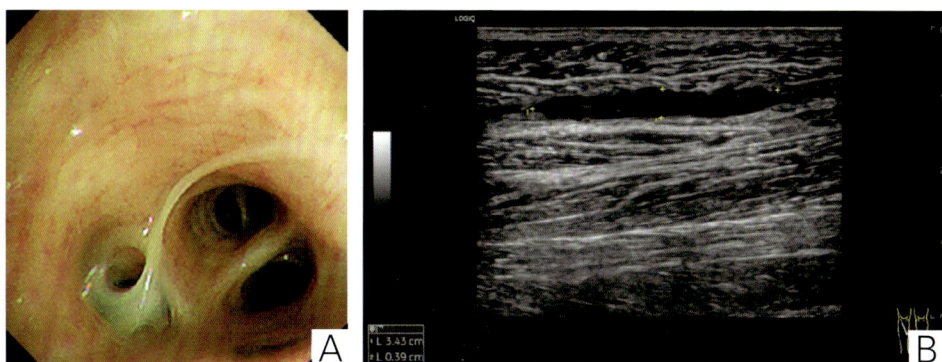

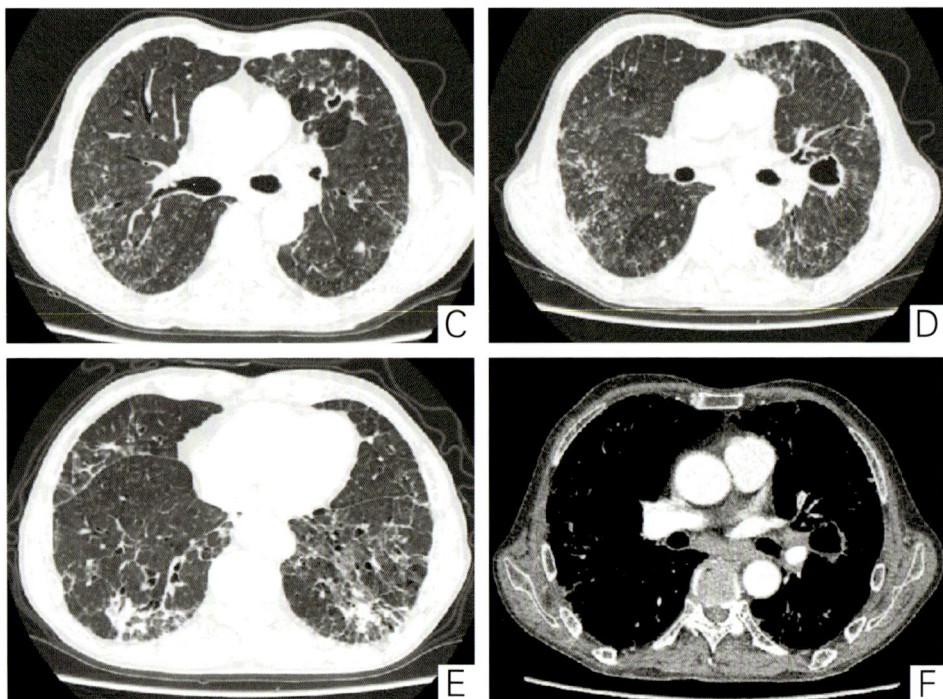

2023-10-20 支气管镜检查示两侧支气管各段管腔通畅，脓性分泌物附着（A）。2023-11-27 双下肢深静脉 B 超示右侧胫后静脉一支形态结构失常，管壁增厚，内膜粗糙，其内可见异常实质性低回声，大小约 3.4cm×0.4cm，形状呈长条形，CDFI 示血流充盈缺损，考虑深静脉血栓形成（B）。2023-11-30 胸部 CT 示两肺弥漫斑点样磨玻璃密度增高影，边界模糊，左肺上叶空洞，最大的大小约 31mm×28mm，内可见结节（C、D），两肺小叶间隔弥漫增厚，散在纤维灶，部分呈蜂窝网格样改变，以两下肺为著（E），左肺上叶肺动脉局部栓塞（F）。

图 17-1　支气管镜图像、B 超图像与胸部 CT 影像

◆ 诊治经过

血白细胞计数 $8.6×10^9$/L，中性粒细胞百分比 86.6%，超敏 C 反应蛋白 108.21mg/L，降钙素原 0.173μg/L。血 G 试验、GM 试验、烟曲霉抗体阴性。ANA、ANCA、免疫球蛋白、补体、类风湿因子、抗链球菌溶血素 O 均为阴性。咽拭子甲、乙型流感病毒和新型冠状病毒核酸均为阴性。痰涂片未找到真菌、肺孢子菌，痰抗酸杆菌阴性。查胸部 CT（见图 17-2A～C）示两肺散在炎性

病变伴部分间质性改变，病灶增多，两肺弥漫点片样磨玻璃密度增高影，较前增多，部分支气管扩张及下叶肺大疱。

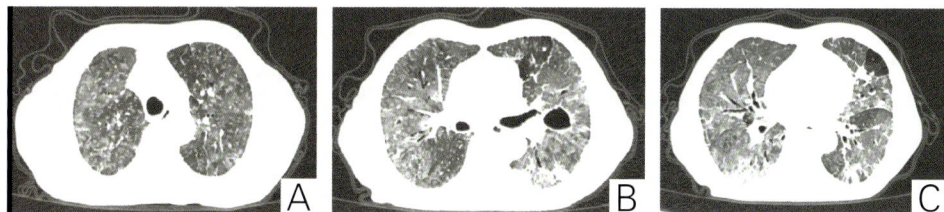

2024-02-09 两肺弥漫斑点及斑片样磨玻璃密度增高影，边界模糊（A），左肺上叶空洞，大小约 29mm×24mm，内可见壁结节影（B），两下部分支气管扩张、网格样密度增高影及下叶肺大疱（C）。

图 17-2　胸部 CT 影像

　　患者发热，伴咳嗽、咳痰，气促明显，考虑到患者既往诊断特发性炎性肌病可能，长期使用糖皮质激素、免疫抑制、伏立康唑口服，胸部 CT 示病灶较前明显进展，肺孢子菌感染不能除外，予以头孢哌酮/舒巴坦、卡泊芬净联合 SMZ 抗感染治疗，甲泼尼龙抗炎治疗，续用吗替麦考酚酯调节免疫，尼达尼布抗纤维化治疗，利伐沙班抗凝等，炎症指标较前有所下降。但患者仍有低热、气急，结合相关检查，仍不能排除特殊病原体感染。寻找病原学依据是诊疗的关键，但考虑患者整体状态差，不耐受支气管镜检查，遂完善痰 mNGS 检测，结果提示鸟分枝杆菌复合群（RPM: 594）。遂于次日行痰分枝杆菌与耐药检测，结果示鸟分枝杆菌复合群——胞内分枝杆菌（RPM：157879），未检出耐药基因。请结核科会诊后，明确诊断胞内分枝杆菌肺病，结合患者情况，予以利福平 0.45g/d、乙胺丁醇 0.75g/d、阿奇霉素 0.5g/d、莫西沙星 0.4g/d，经治疗患者病情稳定，定期随诊。

● 专家点评

　　非结核分枝杆菌（non-tuberculous mycobacteria，NTM）属分枝杆菌属，可在土壤、水等多种自然环境和人体中生长繁殖[1]。NTM 菌种繁多，目前已知 190 余种，亚种 14 种，大多数为寄生菌，少部分有致病性[2]。

不同地区报道的主要流行菌种不一，但总体来说鸟分枝杆菌复合群在全球各大洲均为主要的菌种[2]。在我国，脓肿分枝杆菌、鸟分枝杆菌、胞内分枝杆菌、偶发分枝杆菌、蟾分枝杆菌是检出率较高的菌种[3, 4]。NTM为条件致病菌，机体免疫力低下时可侵犯肺脏、皮肤、淋巴结、骨骼等组织，而肺部是 NTM 侵犯的最常见组织器官，导致 NTM 肺病[5]。NTM肺病的临床症状多样，气促、咳嗽、胸痛、发热、咯血、消瘦是常见症状[6]。与肺结核的临床表现高度相似，首次就诊患者常被误诊为肺结核。其影像特点包括空洞、肺结节、毁损、支气管扩张[7]。支气管扩张、肺部多发空洞、受病原菌及炎症反复刺激，肺部结构发生变化，肺部防御能力下降，难以抵御 NTM 侵入，NTM 又促进肺部基础疾病的发展，两者形成恶性循环。

　　本案例为中老年男性，以反复咳嗽、咳痰、乏力、气促、发热为主要表现，肺部可见支气管扩张、空洞、肺弥漫性病变，曾行支气管镜、痰培养等一系列检查，先后诊断为间质性肺病、耶氏肺孢子虫病、肺曲霉菌病、肺栓塞等。虽找到可能病因，但针对病因治疗效果欠佳，症状反复，诊疗过程困惑重重。患者胸部 CT 提示弥漫性间质性肺病，合并肌炎谱相关免疫指标阳性，不排除特发性炎性肌病，综合考虑不排除结缔组织相关间质性肺病（connective tissue disease-interstitial lung disease，CTD-ILD）、进展性肺纤维化。患者长期服用糖皮质激素、免疫抑制剂，处于免疫抑制状态，使得多种细菌、真菌及非结核分枝杆菌有机可乘。明确病原学依旧是诊治的关键环节，但对于整体状态差、支气管镜检查不耐受的患者，痰 mNGS 不失为一种好的选择。

　　共识推荐：对于临床疑似感染的病重、病危或免疫抑制、免疫缺陷患者，建议在完善传统实验室及分子生物学检测的同时，采集疑似感染部位的标本进行二代测序（B，Ⅱ）[8]。

　　痰 mNGS 提示鸟分枝杆菌复合群，该菌为缓慢生长分枝杆菌，是发现新的菌种或亚种最多的分枝杆菌复合群，包括鸟分枝杆菌、胞内分枝杆菌等。该菌是机会性致病菌，存在于水和土壤等环境中，老年人、免疫缺陷人群及有基础疾病的人群易感。mNGS 结果解读时要关注：条件致病微生物需结合患者的宿主因素、血液理化指标和影像学特征、抗感染药物用药史及治疗反应、传统微生物学检测结果综合分析进一步判断是否致病[9]。

　　本案例为明确具体类型并指导后续治疗，继续完善菌种鉴定及耐药检测，最终诊断为胞内分枝杆菌，且未检测到耐药基因。大多数 NTM 对常用的抗分枝杆菌药物治疗不敏感，考虑到其临床治疗效果多不确切，以及治疗所需费用和引起的不良反应，需临床医生进行综合判断后决定如何治疗。

　　对于反复抗感染效果不佳，尤其是机体免疫力低下的患者，我们不要忘记 NTM 这个隐形杀手，积极寻找病原学证据依旧是感染性疾病治疗的关键。

◎　参考文献

[1] FEDRIZZI T, MEEHAN C J, GROTTOLA A, et al. Genomic characterization of nontuberculous Mycobacteria[J/OL]. Sci Rep, 2017, 7: 45258[2025-01-22]. https://doi.org/10.1038/srep45258.

[2] 中华医学会结核病学分会. 非结核分枝杆菌病诊断与治疗指南（2020 年版）[J]. 中华结核和呼吸杂志, 2020, 43(11): 918-946.

[3] 张洁, 苏建荣, 丁北川, 等. 北京地区非结核分枝杆菌菌种分布及耐药性研究[J]. 中华结核和呼吸杂志, 2017, 40(3): 210-214.

[4] 洪创跃, 李金莉, 赵广录, 等.2013—2017 年深圳市非结核分枝杆菌流行状况分析[J]. 中国防痨杂志, 2019, 41(5): 529-533.

[5] DASTRANJ M, FARAHANI A, HASHEMI SHAHRAKI A, et al. Molecular identification and distribution of non-tuberculous mycobacteria isolated from clinical specimens by PCR-sequencing method in west of Iran[J]. Clin Respir J, 2018, 12(3): 996-1002.

[6] TAN Y J, DENG Y F, YAN X F, et al. Nontuberculous mycobacterial pulmonary disease and associated risk factors in China: a prospective surveillance study[J]. J Infect, 2021, 83(1): 46-53.

[7] 张静波, 褚海青. 非结核分枝杆菌肺病临床特征及其影像学特点[J]. 中国感染与化疗杂志, 2016, 16(1): 86-91.

[8] 张文宏.《中华传染病杂志》编辑委员会. 中国宏基因组学第二代测序技术检测感染病原体的临床应用专家共识[J]. 中华传染病杂志, 2020, 38(11): 681-689.

[9] 曹彬, 瞿介明. 中华医学会呼吸病学分会. 下呼吸道感染宏基因组二代测序报告临床解读路径专家共识[J]. 中华结核和呼吸杂志, 2023, 46(4): 322-335.

Case 18
新型隐球菌病

○ 钱艺恒 周林水 吕 昕

◆ 病 史

患者，男性，52 岁，因"咳嗽半个月，伴胸痛 1 周"于 2024-03-11 入住浙江省中医院。患者半个月前无明显诱因出现咳嗽，以干咳为主，夜间及晨起时加重，无发热，无胸闷、气急，未予以重视。1 周前患者出现左侧胸肋痛，呼吸时胸痛加剧，胸部 CT 示左下肺炎，查血常规、心肌酶谱、生化等无殊，两次血隐球菌荚膜抗原检测均呈弱阳性，先后予以左氧氟沙星、伏立康唑治疗，复查胸部 CT 示左下肺炎症，对比前片病灶稍增大，相邻胸膜粘连。现患者仍有咳嗽伴胸痛，偶有头晕、乏力、视物模糊，为求进一步诊疗，收住入院。既往史：10 年余前行踝关节手术。否认近期家禽饲养、外地旅游等。

◆ 入院查体

T 36.3℃，P 96 次 /min，R 19 次 /min，BP 106/75mmHg。颈软，胸廓无畸形，无肋间隙增宽。两肺呼吸音清，未闻及干湿啰音，心律齐，心音正常。腹软，无压痛，无反跳痛，肝脾未触及，无肾区叩击痛，双下肢无水肿，四肢肌力正常，腱反射正常，克尼格征（－），巴宾斯基征（－）。

◆ 辅助检查

血白细胞计数 9.8×10^9/L，中性粒细胞百分比 78%，超敏 C 反应蛋白 15.8mg/L，ESR 30mm/h，GM 试验、抗结核抗体、ANA、ANCA 均为阴性。血隐球菌荚膜抗原呈弱阳性。2024-03-10 胸部 CT（见图 18-1C、D）左下肺炎症，对比前片 2024-03-03（见图 18-1A、B）病灶略增大，相邻胸膜稍粘连。

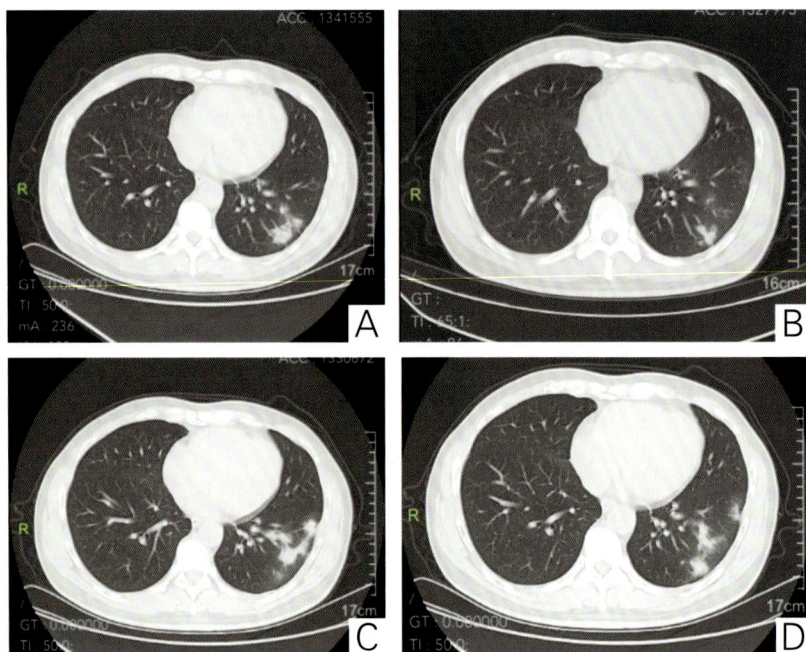

2024-03-03 胸部 CT 示左下肺斑片状高密度影（A、B）。2024-03-10 胸部 CT 示左下病灶较前片增大，与胸膜稍有粘连（C、D）。

图 18-1　胸部 CT 影像

◆ **诊治经过**

　　排除相关禁忌证后，行腰椎穿刺，测得脑脊液压力为 180mmH$_2$O，完善脑脊液常规检测、生化（蛋白质、葡萄糖、氯化物）、隐球菌检测、mNGS 未见明显异常，脑电图无殊。结合脑电图、脑脊液检查不考虑合并隐球菌性脑膜炎，遂予以氟康唑口服 400mg/d。规律用药 1 个月后，患者咳嗽、胸痛基本缓解，诉偶有头痛，测氟康唑血药浓度为 24.3μg/mL，远高于最低有效治疗血药浓度 8μg/mL，嘱停药 3 天后减量为 200mg/d，患者头痛缓解。半个月后复测氟康唑血药浓度为 5.28μg/mL，低于最低抑菌浓度 8μg/mL，氟康唑加量至 300mg/d，头痛未复发。

　　规律用药 2 个月后，2024-05-08 复查胸部 CT（见图 18-2A、B）示左下肺病灶密度变淡，部分病灶吸收，胸膜粘连减轻。复测血隐球菌荚膜抗原呈阴性，氟康唑血药浓度为 18μg/mL，持续服用氟康唑 300mg/d，头痛未复发。规律用药 7 个月后，2024-10-14 复查胸部 CT（见图 18-2C、D）示肺部病灶基本吸收，遂停药。

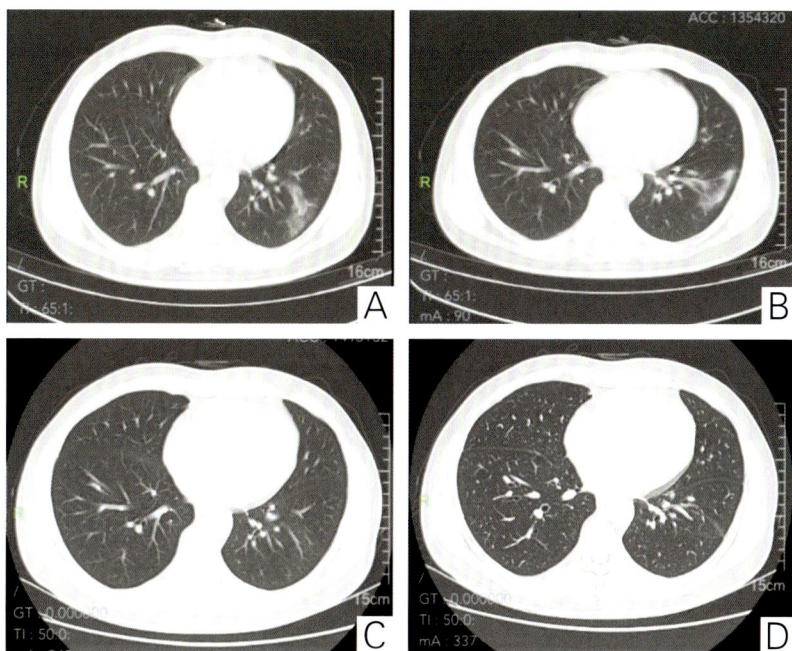

2024-05-08 胸部 CT 示左下肺病灶密度变淡，部分病灶吸收，胸膜粘连减轻（A、B）。
2024-10-14 胸部 CT 示肺部病灶基本吸收，残留少许斑片、条索影（C、D）。

图 18-2　胸部 CT 影像

● **专家点评**

　　隐球菌属于隐球酵母科真菌，免疫正常或免疫抑制人群均可发病。中枢神经系统、肺、皮肤是隐球菌感染的常见部位[1]。肺隐球菌病无特异性，临床表现多种多样，主要取决于患者的免疫状态，从无症状的结节到咳嗽、咳痰、发热、胸痛、咯血、乏力、盗汗等[2]，甚至严重的急性呼吸窘迫综合征。最初进入肺部的隐球菌可导致隐性感染形成肉芽肿，当患者的免疫功能下降或病原体的毒力、数量达一定程度时即可致病，甚至引起严重的肺部病变，继而向全身播散[3]。肺隐球菌病的影像学表现不典型，免疫功能正常者常表现为单发、多发结节、肿块，病灶多位于双肺下叶胸膜下，可伴有支气管充气征、晕征、胸膜增厚、胸膜牵拉、分叶和毛刺等；胸腔积液、肺门/纵隔淋巴结肿大、空洞及钙化少见。血液隐球菌荚膜多糖抗原、痰墨汁染色、肺泡灌洗液 mNGS 等是隐球菌病的常用诊断方法，肺组织病理学检查仍是确诊金标准。

肺隐球菌病治疗目的在于控制感染和防止隐球菌播散性疾病的发生。治疗方案主要根据患者症状、免疫功能状态以及是否合并肺外感染决定[4]。对于免疫功能正常的肺隐球菌病患者，若无症状、肺部病灶局限，虽然疾病有自限性倾向，但也有全身播散的报道，推荐使用氟康唑 200～400mg/d 治疗 6 个月；对于有症状、病灶无播散的轻中度肺隐球菌病患者，推荐使用氟康唑 400mg/d，治疗 6～12 个月；对于重度肺隐球菌病患者，推荐两性霉素 B 0.5～1.0mg/（kg·d）＋氟胞嘧啶 100mg/（kg·d）诱导治疗 4 周，氟康唑 400mg/d 巩固治疗 8 周，氟康唑 200mg/d 维持治疗 6～12 个月[5]。对于有肺隐球菌病的 HIV 感染者，则需要更长疗程的抗真菌治疗，停用抗真菌药物时限需参考 HIV 病毒载量、CD4$^+$T 淋巴细胞数值、肺部病灶的转归等因素综合考虑。

本案例为免疫正常的中年男性患者，追问病史为打扫旧家具后出现咳嗽症状，肺部病灶位于左肺下叶胸膜下，表现为多发结节、斑片影伴胸膜增厚牵拉，多次血隐球菌荚膜抗原阳性而明确诊断。治疗前，行脑脊液检查排除隐球菌性脑膜炎；治疗过程，患者出现头痛症状，考虑不耐受氟康唑 400mg/d，血药浓度（24.3μg/mL）过高引起。氟康唑的血药浓度参考区间为 5～20μg/mL，治疗隐球菌的最低有效血药浓度为 8μg/mL。常见的不良反应为头痛、腹痛、腹泻、恶心、呕吐、ALT/AST 升高、皮疹，出现上述不良反应时，可监测血药浓度来调整剂量。氟康唑呈线性代谢，血浆浓度与给药剂量呈正比，其口服吸收良好，禁食条件下，服用后 0.5～1.5h 血浆浓度达峰值，血浆消除半衰期接近 30h。故调整氟康唑用药剂量为 300mg/d，维持血药浓度 18μg/mL，患者头痛缓解，临床疗效达到治愈。

因此，在药物治疗过程中，我们需要密切关注患者不良反应，了解药物副作用。部分药物可通过监测血药浓度，对用药方案进行个体化调整，确保治疗有效的同时副作用降到最低。

◎ **参考文献**

[1] QU J, ZHANG X, LU Y, et al. Clinical analysis in immunocompetent and immunocompromised patients with pulmonary cryptococcosis in western China[J/OL]. Sci Rep, 2020, 10(1): 9387[2025-01-22]. https://doi.org/10.1038/s41598-020-66094-7.

[2] 陈良安, 佘丹阳, 梁志欣, 等. 中国HIV 阴性宿主肺隐球菌病前瞻性多中心临床研究[J]. 中华结核和呼吸杂志, 2021, 44(1): 14-27.

[3] 谷雷, 文文, 赖国祥. 肺隐球菌病诊治进展[J]. 中华医学杂志, 2020, 100(4): 317-320.

[4] WANG Y , GU Y , SHEN K, et al. The management and outcome of cryptococcosis in patients with different immune statuses and treatment protocols: a multicenter real-worldstudy in Jiangsu Province-China[J/OL]. J Mycol Med, 2023, 33(3): 101389[2025-01-22]. https://doi.org/10.1016/j.mycmed.2023.101389.

[5] 韩文雅, 周阳煜, 王梅芳, 等. 肺隐球菌病临床诊疗进展[J]. 中国防痨杂志, 2024, 46(7): 830-838.

第三篇　支气管镜篇

Case 19
支气管 Dieulafoy 病

○ 钱艺恒 陈瑞琳 吕 昕

◆ 病 史

患者，男性，77 岁，因"反复咳嗽、咳痰、咯血 15 年，加重 1 个月"于 2023-07-27 入住浙江省中医院。患者于 15 年前无明显诱因出现咯血，呈鲜红色，每天 2~3 口，量时多时少，当地医院对症治疗，症状反复。3 年前行"腹主动脉下段 - 双侧髂动脉支架植入术"，术后间断口服阿司匹林，咯血次数增多，量增大，症状反复。1 个月前，患者再次出现咯血，量多，色鲜红，伴胸闷，夜间为甚，每天 7~8 口，当地胸腹部 CT 示慢性支气管炎、肺气肿、两肺多发小结节，对症处理后，仍有间断咯血。今为求进一步诊治，收住入院。既往史：原发性高血压病史 10 余年，口服厄贝沙坦氢氯噻嗪片，血压控制良好。有吸烟史 40 年，20 支/d，已戒 5 年。

◆ 入院查体

T 36.2℃，P 64 次/min，R 18 次/min，BP 141/60mmHg。锁骨上淋巴结未触及肿大，胸廓无畸形。两肺呼吸音低，未及干湿性啰音，心律齐，未闻及杂音。腹软，无压痛，肝脾未触及肿大，双下肢无水肿。

◆ 辅助检查

血白细胞计数 6.8×10^9/L，中性粒细胞百分比 65%，Hb 100g/L，超敏 C 反应蛋白 20mg/L，ESR 25mm/h，血凝血功能、ANA、ANCA 均在正常参考范围。2023-07-27 支气管动脉 CTA（见图 19-1A~C）示肺气肿征象，两肺下叶间质性改变，支气管动脉均起源于胸主动脉，管腔未见迂曲增粗。

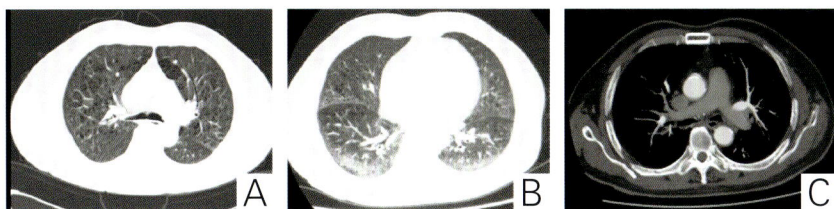

2023-07-27 支气管动脉 CTA 示两肺透亮度增高，多发小囊腔（A），两肺下叶斑片状磨玻璃密度影，内见少许扩张支气管影（B），支气管动脉未见明显迂曲增粗（C）。

图 19-1　支气管动脉 CTA 影像

◆ 诊治经过

予以抗感染、止血等治疗，患者仍反复咯血。2023-08-02 支气管镜检查（见图 19-2A）示左肺固有上叶嵴开口见火山口样黏膜血管集簇，其中见白色坏死溃疡面，考虑诊断支气管 Dieulafoy 病。次日行支气管动脉栓塞术（见图 19-2B），术中经左侧远桡动脉入径，导管超选择性插管至左右支气管动脉造影见支气管动脉增粗迂曲，末梢血管紊乱，染色异常，微导管分别超选择性插管入左右支气管动脉后，使用适量空白微球及弹簧圈行栓塞治疗，重复造影示栓塞效果满意，末梢血管紊乱基本消失。术后患者未再咯血。1 个月后，2023-09-06 支气管镜检查（见图 19-2C）示原病灶完全消失。随访半年内无咯血，2024 年 3 月患者再发咯血，再行支气管动脉栓塞，术中见右侧支气管动脉再通，术后未再咯血。

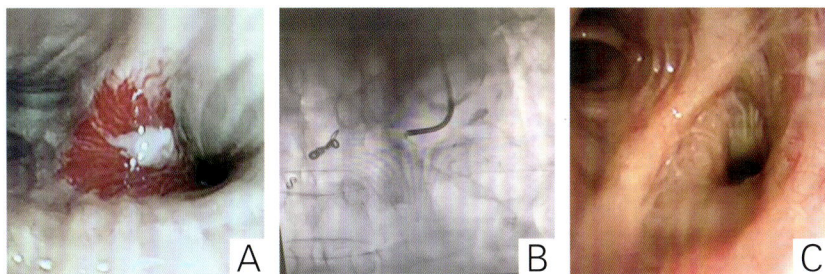

2023-08-02 支气管镜检查见左肺固有上叶嵴开口见火山口样黏膜血管集簇，其中见白色坏死溃疡面（A），支气管动脉栓塞术后，支气管动脉末梢紊乱血管基本消失（B）。2023-09-06 支气管镜见原病灶消失（C）。

图 19-2　支气管镜图像

● **专家点评**

支气管 Dieulafoy 病，又称黏膜下恒径动脉破裂出血，是一种以支气管黏膜下动脉扩张或畸形导致破裂出血为病理特征的罕见疾病，其发病机制不明，可能与先天血管畸形、炎症、损伤有关[1]。好发年龄为23～72岁，以中年起病多见，男性较多。病灶具有局灶性和单发性，多见于右肺。突出表现是无明显诱因的咯血，多为反复自发性咯血[2]，也可因活检或感染后出现致命性的大出血。胸部 X 片和胸部 CT 几乎不能帮助诊断，影像学表现不具有特异性。支气管镜检查是其确诊手段，镜下常表现为小结节样突起，覆盖在突起表面的黏膜像一个"白帽"，周围的黏膜可充血或者正常，也有报道发现该结节可呈搏动性，有时表现为仅有血凝块或血，或仅有出血点。支气管动脉造影可显示病变部位动脉畸形、迂曲增粗，伴有出血征象。多排 CT 支气管动脉或肺动脉造影可见异常迂曲扩张的支气管动脉，有时可发现支气管腔内明显强化的结节。病理检查可见支气管黏膜下动脉畸形，迂曲、扩张的动脉形成小结节，突出于支气管腔，有时可见畸形血管开口于支气管腔内。

治疗手段主要有支气管动脉栓塞术和肺叶切除术。其中，支气管动脉栓塞术为首选，也适用于不能耐受大型手术的患者，但50%患者会再发咯血，原因可能是异常血管来源于体循环而不是肺循环[3]、血管再通和新血管的形成[4]、栓子的脱落[5]。当异常血管来源于肺循环或血管栓塞术失败后，手术切除是治疗支气管 Dieulafoy 病引起大咯血的最后选择[6]。

本案例患者经内科治疗仍反复咯血，影像学检查未见明显支气管扩张、肿瘤、感染、肺动－静脉瘘、支气管动静脉畸形等征象。支气管镜检查示左肺固有上叶嵴开口见火山口样黏膜血管集簇，其中可见白色坏死溃疡面，经支气管动脉栓塞术得以改善。临床医生遇到咯血患者，支气管镜为诊断的必要检查手段，硬质支气管镜是咯血患者行支气管镜检查的重要保障。支气管镜检查高度提示支气管 Dieulafoy 病，应避免活检，以防出现大出血，危及生命。Pengcheng Zhou 等 [7] 曾报道一例为排除肺癌而行活检的病例，患者大出血，尽管采取了紧急抢救和支气管动脉栓塞术，仍不能挽救其生命，最终尸检得以确诊。

　　本案例患者曾行"腹主动脉下段 – 双侧髂动脉支架植入术"，无法通过股动脉穿刺进行手术，风险太大，给治疗增加了难度，后选择经左侧远桡动脉穿刺来完成胸部经导管支气管动脉栓塞术。鉴于该病罕见，诊断过程仿若披沙拣金，只有将患者的临床表现与辅助检查结果紧密结合，秉持谨小慎微的态度审慎分析各项信息，才能确保诊断结果准确无误。

◎ 参考文献

[1] SHI X, WANG M, WANG Y, et al. A case of bronchial Dieulafoy disease and literature review[J/OL]. J Cardiothorac Surg, 2023, 18(1): 197[2025-01-22]. https://doi.org/10.1186/s13019-023-02279-1.

[2] CHA J G, HONG J, KIM G C, et al. Efficacy of bronchial artery embolization for clinically suspected bronchial Dieulafoy's disease[J/OL]. Curr Med Imaging, 2023[2025-01-22]. https://doi.org/10.2174/0115734056280554231030092246.

[3] VAN DER WERFT S, Timmer A, Zijlstra J G. Fatal haemorrhage from Dieulafoy's disease of the bronchus [J]. Thorax, 1999, 54(2): 184-185.

[4] BHATIA P, HENDY M S, LI-KAM-WA E, et al. Recurrent embolotherapy in Dieulafoy's disease of the bronchus[J]. Can Respir J，2003, 10(6): 331-333.

[5] FANG Y, WU Q, WANG B. Dieulafoy's disease of the bronchus: report of a case and review of the literature [J/OL]. J Cardiothorac Surg, 2014(9): 191[2025-01-22]. https://doi.org/10.1186/s13019-014-0191-98.

[6] BONNEFOY V, GARNIER M, TAVOLARO S, et al. Bronchial Dieulafoy's disease: visualization of embolization particles in bronchial aspirate[J]. Am J Respir Crit Care Med, 2018, 198(7): 954-955.

[7] ZHOU P, YU W, CHEN K, et al. A case report and review of literature of Dieulafoy's disease of bronchus: a rare life-threatening pathologic vascular condition[J/OL]. Medicine, 2019, 98(7): e14471[2025-01-22]. https://doi.org/10.1097/MD.0000000000014471.

Case 20
IgG4 相关疾病

○ 钱艺恒 陈瑞琳 吕 昕

◆ 病 史

患者，男性，56 岁，因"反复胸闷、气急 3 年，加重 1 个月"于 2022-11-05 入住浙江省中医院。患者于 3 年前无明显诱因出现反复胸闷、气急，夜间明显，少量咳嗽、咳痰，偶伴鼻塞，外院就诊查胸部 CT 示两肺散在炎症、轻度支气管扩张、纵隔淋巴结轻度肿大，肺功能示混合性通气功能障碍，支气管扩张试验阴性，血嗜酸性粒细胞百分比 6.9%，绝对值 0.57×10^9/L，IgE ＞ 2000IU/mL，痰涂片找到真菌孢子，诊断为支气管哮喘合并变应性支气管肺曲菌病（ABPA）。予以糖皮质激素、抗真菌治疗 3 个月后症状缓解，复查肺功能示肺通气功能正常，支气管扩张试验阴性，后予以布地奈德福莫特罗粉吸入剂 320μg bid 规律用药，病情稳定。1 年半前，患者再次出现胸闷、呼吸急促，伴有咳嗽、痰多，伴眼睑水肿，血嗜酸性粒细胞百分比明显增高，达 30%，胸部 CT 示双肺多发结节，行支气管镜检查，支气管肺泡灌洗液 mNGS 未见真菌、结核分枝杆菌等，予以强的松口服治疗，逐渐减量，5 个月后停用，其间患者胸闷、咳嗽症状缓解，眼睑水肿明显改善，复测血嗜酸粒细胞正常范围，血 IgE 656.00IU/mL。患者于 2021 年 7 月—2022 年 10 月一直规律奥马珠单抗治疗，疗程 15 个月，病情稳定。近 1 个月来，患者感胸闷、气急症状较前加重，眼睑水肿，咳嗽、咳痰不多。为求进一步诊治，收住入院。既往史：有 2 型糖尿病病史 10 年，口服药物控制可；2015 年行左下颌下淋巴结炎切除术；2018 年 12 月行胃肠镜检查，病理示胃角重度慢性浅表性活动性胃炎伴淋巴样卵泡形成，幽门螺旋杆菌（＋），回肠末端黏膜中度慢性活动性炎症。否认吸烟史，否认药物、食物过敏史。

◆ 入院查体

T 37℃，P 80 次 /min，R 22 次 /min，BP 130/70mmHg。眼睑水肿明显，腮腺肿大，皮肤黏膜无瘀点、瘀斑，颈部可扪及肿大淋巴结，最大直径约 2cm，无压痛，活动可，胸廓无畸形。两肺呼吸音低，未及干湿性啰音，心律齐，未闻及杂音。腹软，无压痛，肝脾未触及肿大，双下肢无水肿。

◆ 辅助检查

2022-11-05 血嗜酸性粒细胞百分比 12.9 %，绝对值 1.28×10^9/L，IgE 1334IU/mL，血 ANA、ANCA 均呈阴性。胸部 CT（见图 20-1A～D）示左肺上叶不规则团块影，考虑肺癌可能，两肺多发结节，两肺散在多发树芽征改变伴部分斑片状影，考虑多发间质性改变可能、淋巴管增厚可能，纵隔内多枚淋巴结影、部分增大。肺功能示舒张前重度阻塞性通气功能障碍，支气管舒张试验阳性。

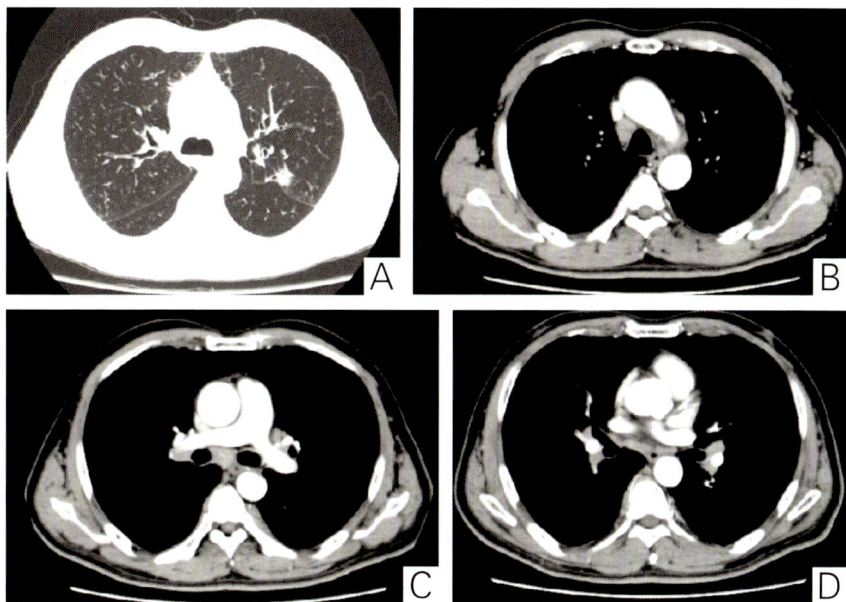

2022-11-05 胸部增强 CT 示两肺散在多发树芽征改变伴部分斑片状改变，左肺上叶不规则团块影，约 18mm×32mm，内见空泡征，边界不清，可见分叶，增强明显强化，邻近胸膜牵拉（A），纵隔内多枚淋巴结影、部分增大（B～D）。

图 20-1　胸部 CT 影像

◆ **诊治经过**

2023-11-08 淋巴结 B 超（见图 20-2A～E）示双侧腮腺内低回声结节，考虑肿大淋巴结，双侧颌下淋巴结肿大，双侧颌下腺回声改变伴右侧颌下腺淋巴结肿大，双侧颈部淋巴结肿大，后腹膜多发肿大淋巴结。

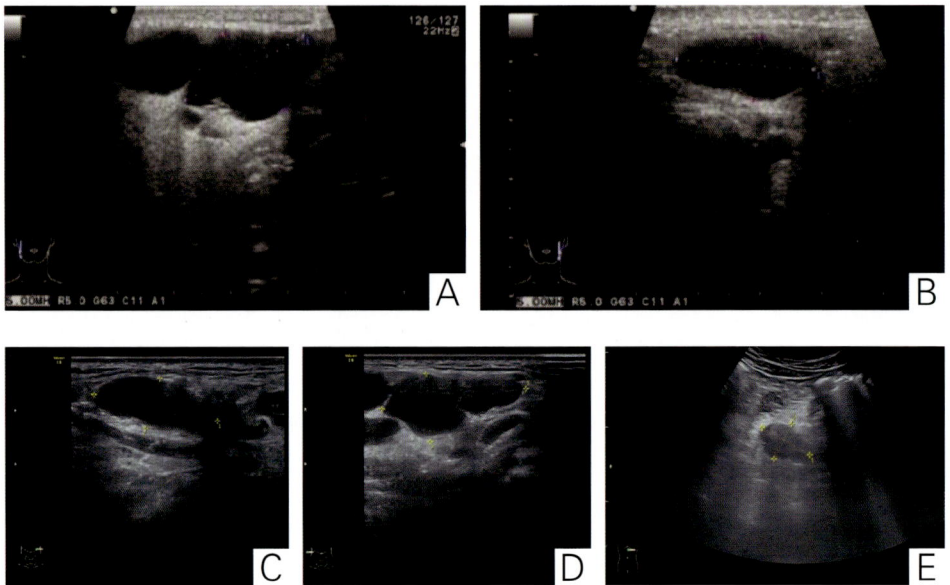

2023-11-08 淋巴结 B 超示腮腺内多个低回声结节，边界清，椭圆形，部分髓质强回声消失，右侧较大的大小约 2.4cm×1.7cm（A），左侧较大的大小约 2.2cm×1.1cm（B），CDFI 示其内血流信号；双侧颌下内多个低回声结节，椭圆形，边界尚清，髓质回声消失，左侧较大的大小约 2.9cm×1.2cm（C），右侧较大的大小约 3.2cm×1.5cm（D），CDFI 示其内少许血流信号；后腹膜多个低回声结节，较大的大小约 3.8cm×2.7cm（E），边界清，内回声呈不均的低回声，CDFI 示结节内血流信号。

图 20-2　B 超图像

患者眼球突出明显，2022-11-10 眼眶 MRI 检查（见图 20-3A、B）示两侧上颌窦前后壁及蝶窦左侧壁多发片状及结节状异常信号，两侧泪腺区及眶颅交界部对称条片状异常信号影，两侧眼外肌受压，两侧眼球明显突出。

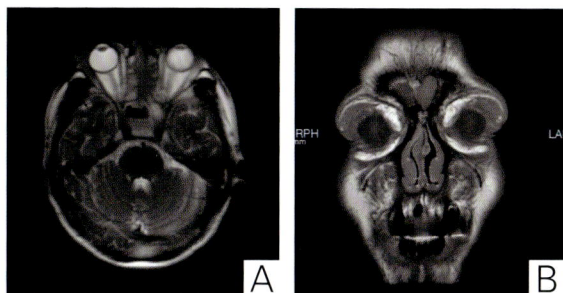

2022-11-10 眼眶 MRI 示两侧眼球明显突出，两侧泪腺区及眶颅交界部见对称条片状异常信号影，两侧眼外肌受压（A、B）。

图 20-3　眼眶 MRI 影像

综合病史、体征与相关检查结果，考虑 IgG4 相关性疾病（immunoglobulin-G4 related disease，IgG4-RD）的可能性大，遂查血 IgG4 57.6g/L，明显增高。2022-11-17 PET/CT 检查（见图 20-4A～F）示：①左肺占位，考虑肺癌；②眼球周围、$T_{6\sim10}$ 棘旁、双侧髂血管、骨盆后壁和双侧壁软组织增厚，FDG 代谢轻度增加。胰腺头体肿大，双侧腮腺结节，前列腺肿大，多处（双侧颈部、腹膜后、双侧髂血管和双侧盆腔壁）淋巴结肿大，FDG 代谢增加，符合 IgG4-RD 的诊断；③纵隔和双侧肺门的炎症淋巴结，右侧少量胸腔积液；④双侧甲状腺结节；⑤脂肪肝，胰腺萎缩。

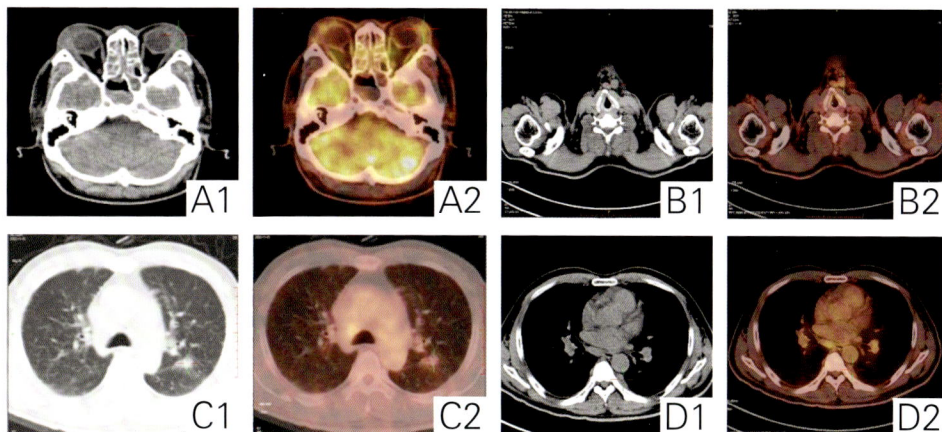

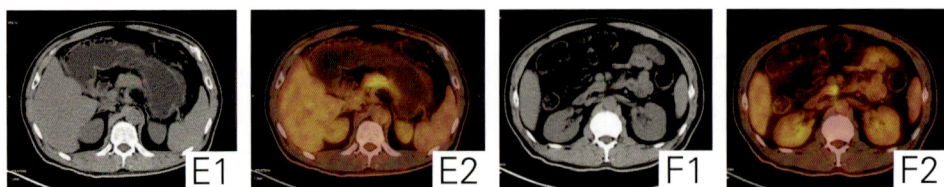

2022-11-17 PET/CT 示眼球周围软组织增厚（A1、A2），双侧颈部淋巴结肿大（B1、B2），左肺结节 FDG 代谢增加（C1、C2），肺门淋巴结肿大（D1、D2），胰腺头体肿大（E1、E2），腹膜后、双侧髂血管淋巴结肿大（F1、F2）。

图 20-4　PET/CT 影像

支气管镜检查时行右肺上叶开口活检、4R 组和 7 组纵隔淋巴结穿刺术，活检病理（见图 20-5A～C）示右肺上叶开口处少量支气管黏膜伴少量淋巴细胞、浆细胞浸润，免疫组化示 CD38（浆细胞＋）、IgG（个别＋）、IgG4（个别＋）、CKpan（上皮＋）；纵隔 7 组淋巴结处纤维蛋白渗出物中见少量淋巴细胞，免疫组化示 CD38（浆细胞＋）、IgG（少数＋）、IgG4（少数＋）；纵隔 4R 淋巴结处纤维蛋白渗出物中见少量淋巴细胞及浆细胞，免疫组化示 CD38（浆细胞＋）、IgG（少数＋）、IgG4（个别＋）。复核既往胃肠镜活检病理示 IgG（＋）和 IgG4（＋）细胞极少；复核既往下颌骨淋巴结术后病理示 IgG4（－）。

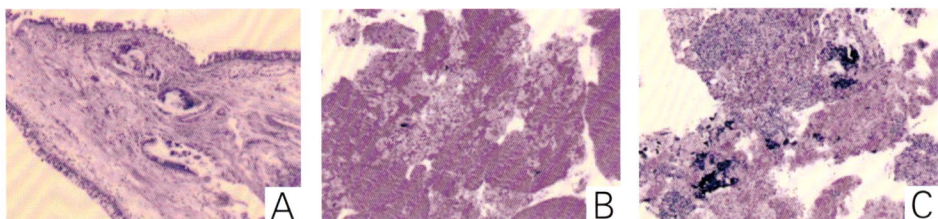

2022-11-10 支气管镜下活检病理免疫组化示右肺上叶开口组织 IgG（个别＋）、IgG4（个别＋）（A）；纵隔 7 组淋巴结组织 IgG（少数＋）、IgG4（少数＋）（B）；纵隔 4R 淋巴结组织 IgG（少数＋）、IgG4（个别＋）（C）。

图 20-5　病理图像

结合 PET/CT 检查结果眼球周围、$T_{6\sim10}$ 棘旁、双侧髂血管、骨盆后壁和双侧壁软组织增厚，胰腺头体肿大，双侧腮腺结节，多处（双侧颈部、腹膜后、双侧髂血管和双侧盆腔壁）淋巴结肿大，纵隔和双侧肺门的炎症淋巴结，FDG

代谢增加，符合 IgG4-RD 的诊断。根据 2019 年美国风湿病学会和欧洲抗风湿病联盟 IgG4-RD 分类标准中描述的评分系统，计算累积评分＞20 分，诊断明确为 IgG4-RD。患者于 2022-11-17 开始接受激素治疗，初始剂量为甲基强的松龙 40mg/d，每 2 周减 4mg/d，逐渐将激素剂量降至 6mg/d 维持治疗。

患者胸闷、咳嗽症状缓解，眼睑水肿明显减轻。定期 B 超检查示多处淋巴结较前明显缩小。定期胸部 CT 检查示左上叶肺结节未见明显吸收，呈缓慢增大的趋势，最终于 2024 年 7 月行手术治疗，证实为肺腺癌。

● 专家点评

IgG4 相关性疾病是近年来新定义的一种由免疫介导的慢性炎症伴纤维化的疾病，可累及全身多个部位，绝大多数患者出现血清 IgG4 浓度升高，受累器官组织中可见大量 IgG4 阳性浆细胞浸润和纤维化[1]。IgG4-RD 的病因和发病机制目前仍不清楚。研究表明，多种因素参与了该病的发生，包括遗传、环境，特别是微生物感染和分子模拟、自身抗体、固有免疫和适应性免疫等[2]。IgG4-RD 是一种良性炎症性疾病，少数患者可有自愈倾向，但多数患者病程呈逐渐进展趋势，可导致重要脏器功能障碍。IgG4-RD 多为慢性隐匿性或亚急性起病，临床表现复杂多样，全身症状不突出，发热罕见，合并过敏性疾病较常见，如过敏性鼻炎、支气管哮喘、湿疹、荨麻疹等[3]。IgG4-RD 最常累及的部位主要是唾液腺（下颌下腺和腮腺）、泪腺、胰腺和腹膜后组织，其次是肺、胆道、肾脏和眶周组织。较少累及的器官包括硬脑膜、甲状腺、主动脉、肠系膜和前列腺[1]。大多数患者同时或先后出现多个器官病变，仅少数患者为单一器官受累。根据 PET/CT 与病理结果，本案例患者的累及部位包括消化道（胃）、肺（包括纵隔淋巴结）、腮腺、胰腺和眶周组织等。

显著升高的血清 IgG4 浓度和肿块样病灶 IgG4-RD 是最常见的临床表现[1]。IgG4-RD 有时与肿瘤、感染和其他免疫性疾病难以鉴别，准确诊断需结合临床病史、血清学、影像学和组织病理学特征。推荐应用日本制定的 2020 年更新版 IgG4-RD 综合诊断标准[4]、2019 年美国风湿病学会和欧洲抗风湿病联盟联合制定的 IgG4-RD 国际分类标准[5]。血清 IgG4 水平是 IgG4-RD 的重要筛查指标，对该病诊断的敏感度为 97%，特异度为 79.6%。本案例患者的诊断是基于多种因素的综合考虑，包括血清 IgG4 水平、胃肠镜和支气管镜活检组织病理学、影像学检查、患者症状以及对糖皮质激素治疗的反应。纵隔淋巴结病理结果有助于 IgG4-RD 的诊断，值得进一步探索。

已有的报道中提示 IgG4-RD 的胸部受累范围广泛，包括肺实质、气道、胸膜和胸内淋巴结受累[3]。在系统性 IgG4-RD 患者中，主要 CT 表现包括支气管血管周围病变、淋巴结肿大、结节性病变、间质性病变、磨玻璃影、胸膜病变和纵隔后纤维化[6]。本案例患者胸部 CT 存在肺结节、间质性改变与淋巴结肿大，这与先前的研究一致。但是肺结节最终的手术病理确诊为肺腺癌，提示诊治过程中对于一些持续存在的结节，需要重点关注。

在疑难疾病的治疗过程中，精准洞察病因，施之有效的疗法，是医者不懈追求的目标。

◎ **参考文献**

[1] 费允云, 刘燕鹰, 董凌莉, 等. IgG4 相关性疾病诊疗规范[J]. 中华内科杂志, 2023, 62(10): 1161-1171.

[2] KATZ G, STONE J H. Clinical perspectives on IgG4-related disease and its classification[J]. Annu Rev Med, 2022, 73: 545-562.

[3] MULLER R, EBBO M, HABERT P, et al. Thoracic manifestations of IgG4-related disease[J]. Respirology, 2023, 28(2): 120-131.

[4] UMEHARA H, OKAZAKI K, KAWA S, et al. The 2020 revised comprehensive diagnostic (RCD) criteria for IgG4 RD[J]. Mod Rheumatol, 2021, 31(3): 529-533.

[5] WALLACE Z S, NADEN R P, CHARI S, et al. The 2019 American College of Rheumatology/European League Against Rheumatism classification criteria for

IgG4 related disease[J]. Ann Rheum Dis, 2020, 79(1): 77-87.

[6] MULLER R, HABERT P, EBBO M, et al. Thoracic involvement and imaging patterns in IgG4-related disease[J/OL]. Eur Respir Rev, 2021, 30(162): 210078[2025-01-22]. https://doi.org/10.1183/16000617.0078-2021.

Case 21
肉芽肿性肺疾病

○ 钱艺恒　陈瑞琳　吕　昕

◆ 病　史

患者，女性，48 岁，因"反复发热伴胸闷、气急 10 个月，加重 10 天"于 2024-10-06 入住浙江省中医院。患者于 10 个月前因单纯红细胞再生障碍性贫血在血液科多次住院治疗期间，出现发热，以低热为主，体温波动在 37.5～38.5℃之间，伴胸闷、气急，乏力，重度贫血，需间断输注红细胞、注射益比奥促红细胞，维持血红蛋白在 53～67g/L，查肺功能示支气管激发功能阳性，诊断合并支气管哮喘，予沙美特罗替卡松 250/50μg 规律吸入治疗后，胸闷、气急症状缓解，但仍有反复低热。8 个月前，胸部 CT 示两肺多发炎症，先后予以左氧氟沙星、头孢哌酮/舒巴坦、伏立康唑等治疗，一个月后复查胸部 CT 示两肺病灶较前进展，患者时有发热，胸闷不适，其间曾查新型冠状病毒核酸阳性，予以奈玛特韦/利托那韦、SMZ、卡泊芬净、伏立康唑、美罗培南、奥马环素、多黏菌素等治疗，症状好转。5 个月前，复查胸部 CT 示左肺团片影较前明显增大，两肺渗出感染灶已基本吸收。多次血隐球菌荚膜抗原阴性，结核感染 T 细胞斑点试验(T-SPOT)阴性，支气管镜下活检组织病理示肉芽肿病变，组织结核 PCR 阴性，肺泡灌洗液 mNGS 示戈登分枝杆菌（RPM：606.73），结核病专科医院会诊意见：暂不考虑戈登分枝杆菌感染所致。此后患者多次在血液内科住院，其间仍有发热，略感胸闷，无咳嗽，血红蛋白维持在 56～62g/L，其间多次复查胸部 CT 左肺上叶肿块结节影缓慢增大。10 天前，患者胸闷、气急较前加重，发热，体温 38.0℃，胸部 CT 示左肺上叶团片状高密度影，大小约 67mm×40mm，较前相仿，为求进一步诊治，收住入院。既往史：单纯红细胞再生障碍性贫血病史 10 余年，曾用糖皮质激素、环孢素、吗替麦考酚酯、环磷酰胺等，目前西罗莫司治疗；2009 年行子宫全切除术；2013 年行胸腺瘤切除术；2023 年行乳腺结节手术。

◆ 入院查体

T 37.3℃，P 108 次 /min，R 20 次 /min，BP 110/67mmHg。贫血貌，全身浅表淋巴结无肿大，气管居中，胸廓无畸形。两肺呼吸音低，未闻及干湿啰音，心律齐，无杂音。腹软，无压痛，无反跳痛，肝脾未触及肿大，双下肢无水肿。

◆ 辅助检查

2024-02-05 胸部 CT（见图 21-1A ～ C）示两肺多发散在斑片影。2024-03-05 胸部 CT（见图 21-1D ～ F）示左肺上叶肿块结节影，两肺病灶较前增多。

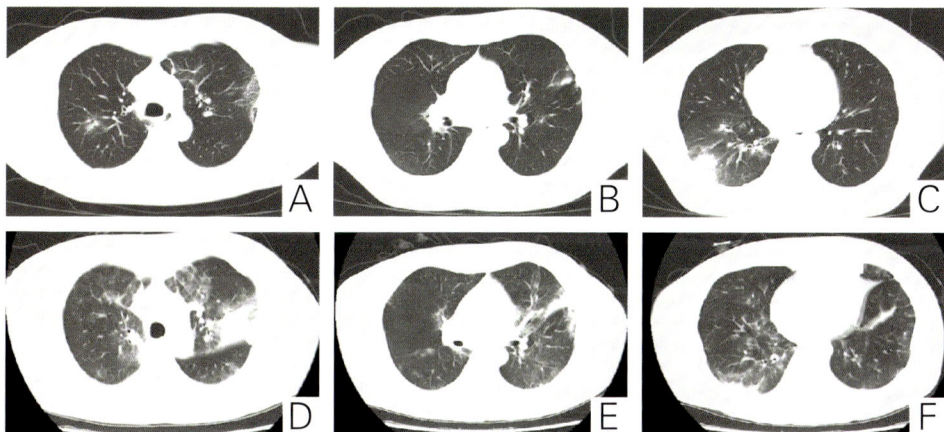

2024-02-05 胸部 CT 示两肺胸膜下多发散在条片及条索状密度增高影，与胸膜粘连，以左肺上叶为著（A ～ C）。2024-03-05 胸部 CT 示左肺上叶团片影，两肺胸膜下见有多发散在条片及条索状密度增高影，边缘部分模糊，对比前片病灶增多（D ～ F）。

图 21-1　胸部 CT 影像

2024-05-29 血白细胞计数 $5.4×10^9$/L，中性粒细胞百分比 77.1%，血红蛋白 62g/L，超敏 C 反应蛋白 54.41mg/L，T-SPOT 阴性，血肿瘤指标均在正常参考值范围。胸部增强 CT（见图 21-2A ～ D）示左肺上叶肿块结节影，较前增大，两肺感染病灶较前明显吸收。支气管镜检查（见图 21-2E、F）示左肺上叶下舌段管腔狭窄，径向超声探及低回声，活检病理（见图 21-2G、H）示少量破碎肺组织及增生纤维组织，可见肉芽肿性病变，请结合临床及实验室检查除外感染性疾病，免疫组化示 Ki-67（间质 10%＋）、CK7（上皮＋）、CD68（散在＋）、P40（上皮＋）、CD20（－）、CD3（散在＋），特殊染色示 PAS（－）、PAS-M（－）、抗酸（－）。肺泡灌洗液示巨噬细胞 73%，中性分叶核 14%，淋巴细胞 13%，肺泡灌洗液涂片未找到真菌、抗酸杆菌等，肺泡灌洗液隐球菌抗原阴性，肺泡灌洗液 GM 试验＜0.1μg/L，肺泡灌洗液 mNGS 示戈登分枝杆菌（RPM：606.73）。

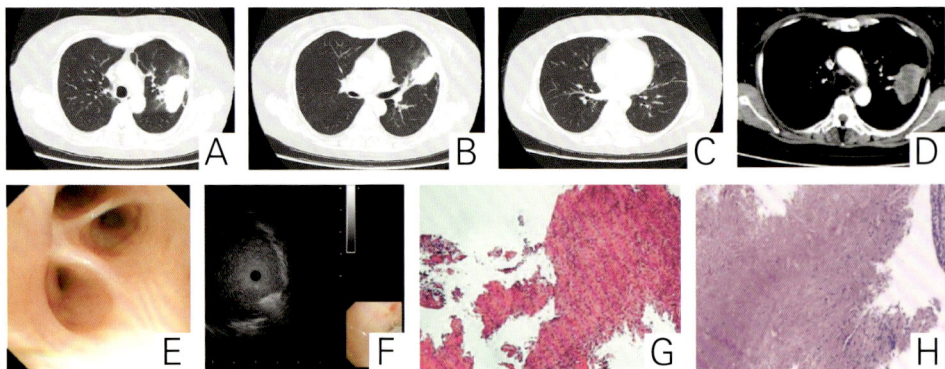

2024-05-29 胸部增强 CT 示左肺上叶肿块结节影，较前增大，支气管截断，两肺散在斑片影较前明显吸收，增强扫描左肺病灶呈不均匀强化（A～D）。支气管镜检查见左肺上叶舌段管腔略狭窄（E），左肺上叶下舌段异常回声（F），病理示少量破碎肺组织及增生纤维组织，可见肉芽肿性病变（G、H）。

图 21-2　胸部 CT 影像、支气管镜图像与病理图像

◆ **诊治经过**

完善检查，血白细胞计数 4.5×10⁹/L，中性粒细胞百分比 75%，血红蛋白 46g/L，血小板计数 84×10⁹/L，超敏 C 反应蛋白 39.82mg/L，网织红细胞 0.37%，降钙素原 0.054μg/L，GM 试验、G 试验、ANA、ANCA 均呈阴性。2024-10-07 胸部 CT（见图 21-3A～C）示左肺上叶团片状高密度影范围约 70mm×40mm，边缘模糊，较前增大。CT 引导下穿刺活检术（见图 21-3D），穿刺组织病理（见图 21-3E）示左肺穿刺组织增生肺泡组织伴肉芽肿性病变，可见坏死，免疫组化示 P53（上皮少量＋）、Ki-67（上皮少量＋）、CK7（上

皮＋）、TTF-1（上皮＋）、CD20（－）、CD3（T细胞＋）、CK5/6（－）、P40（－）、SMA（肌上皮＋），特殊染色示抗酸染色（－）、PAS-M（－）、PAS（－）。浙江大学医学院附属第一医院病理会诊示（左肺穿刺活检）慢性肺炎伴纤维化，另可见肉芽性炎伴坏死及中性粒细胞浸润，另在坏死物中查见细颗粒物；结核 PCR、抗酸荧光、真菌免疫荧光均呈阴性。

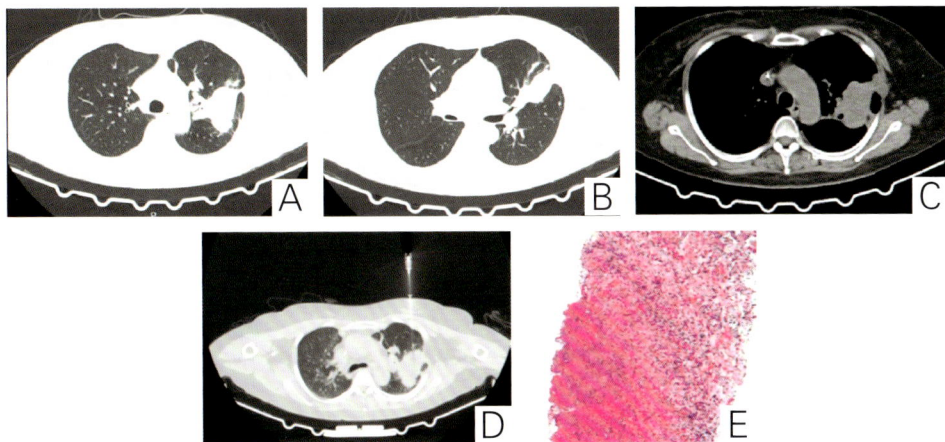

2024-10-07 胸部 CT 示左肺上叶团片状高密度影，范围约 70mm×40mm，边缘模糊，较前增大（A～C）。CT 引导下经皮肺穿刺活检术（D），病理示增生肺泡组织伴肉芽肿性病变，可见坏死（E）。

图 21-3　胸部 CT 影像与病理图像

　　患者病程长，病情复杂，临床特点主要有：中年女性，反复低热、重度贫血，左肺团块状阴影伴不均匀强化，ANA、ANCA、T-SPOT 检查、GM 试验等均呈阴性，经支气管镜肺活检组织与经皮肺穿刺病理均提示肉芽肿病变伴坏死，但未见典型血管炎表现，2 次组织结核 PCR 均呈阴性，2024-10-23 复查胸部 CT（见图 21-4A～C）示左肺病灶进一步增大。综上，考虑坏死性结节病样肉芽肿病可能性大，遂予以甲泼尼龙 40mg/d 抗炎，SMZ 0.96g/d 预防卡氏肺孢子菌肺炎治疗。1 周后，复查胸部 CT（图 21-4D～F）示左肺病灶吸收缩小。出院后，继续口服糖皮质激素治疗，逐渐减量。1 个月后，复查血红蛋白升至 90g/L，无发热，无胸闷、气急，乏力缓解，随访中。

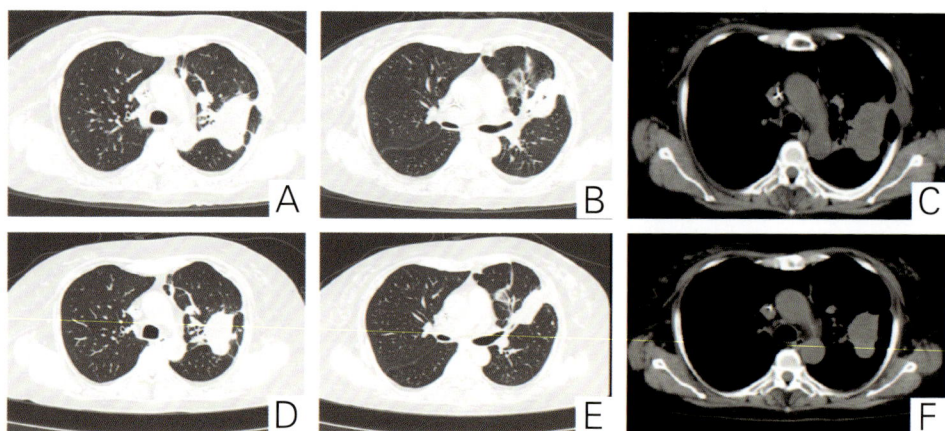

2024-10-23 治疗前胸部 CT 示左肺上叶团片状高密度影，病灶较前增大（A～C）。2024-10-29 治疗 1 周后胸部 CT 示左肺上叶团片状高密度影，病灶较前缩小（D～F）。

图 21-4　胸部 CT 影像

● **专家点评**

　　肉芽肿性肺疾病（granulomatous lung disease，GLD）是一组以肉芽肿性炎症和肉芽肿形成为共同病理特征的肺部疾病，这一组疾病在临床症状、胸部影像学表现等方面无特异性，根据其病因不同，可分为感染性、非感染性和肿瘤三大类[1]。感染性疾病以结核和非结核分枝杆菌感染多见，表现为干酪样坏死性肉芽肿或数量不等的非干酪样肉芽肿；非感染性疾病包括结节病、坏死性结节病样肉芽肿病、肉芽肿性多血管炎、嗜酸性肉芽肿性多血管炎、外源性过敏性肺泡炎等；肿瘤包括朗汉斯组织细胞增生症等。不同病因的肺部肉芽肿性疾病在病变分布、肉芽肿形态、有无坏死及坏死形态、浸润的炎症细胞等病理方面各具特点，对鉴别诊断有重要意义。但有时病理学也不能做出明确诊断，故临床诊断和鉴别诊断非常困难，极易造成误诊和漏诊，需结合临床、影像学表现综合诊断，尤其是对于一些小的活检标本（如支气管黏膜活检、超声支气管镜活检、穿刺活检标本等）。

本案例为中老年女性，低热为主，重度贫血，伴胸闷、气急，ANA、ANCA、T-SPOT 检查、GM 试验等均呈阴性，胸部 CT 示左肺团块状阴影伴不均匀强化，临近胸膜增厚，支气管镜肺活检组织和经皮肺穿刺标本均未见肿瘤病变，见肉芽肿性病变，伴非干酪样坏死，未见明显血管炎表现，组织结核 PCR、抗酸染色、PAS 染色均呈阴性，肺泡灌洗液 mNGS 示戈登分枝杆菌，T-SPOT 阴性，经结核病专科医生会诊，考虑污染可能性大。

本案例病理会诊未能做出明确诊断，诊断陷入僵局。

综合分析：本案例抗感染治疗无效，组织学上呈非干酪样坏死，多次结核 PCR 均呈阴性，PAS 染色阴性，可排除感染性原因；无上呼吸道疾病、肾炎或系统性血管炎表现，ANCA 阴性，组织学上无明显坏死性血管炎伴大量粒细胞浸润表现，影像学上无空洞形成，可除外肉芽肿性多血管炎。结合临床表现、影像学和病理检查结果，首先考虑坏死性结节病样肉芽肿病（necrotizing sarcoid granulomatosis，NSG）可能性大。

NSG 是一种罕见的肺部肉芽肿性疾病。1973 年，由 Liebow 首先提出并命名，因其既有与结节病类似的类上皮细胞肉芽肿特点，又有血管炎和坏死病理表现的肺部肉芽肿性病变，故命名为坏死性结节病样肉芽肿病。NSG 病变多沿胸膜下或支气管周围分布，以单肺或两肺多发结节或团块影多见，部分病灶内有空洞形成。通常报道的三种主要影像学特征为多发结节、孤立结节和肺浸润[2]，肺外并发症相对较少。30%～70% 的 NSG 患者可出现胸膜受累，出现胸膜增厚、胸腔积液的影像学表现。绝大多数 NSG 患者出现肺部或全身症状，呼吸道症状包括干咳、呼吸困难、胸痛、胸闷；全身症状包括发热、贫血、乏力、关节痛等[3]。由于该病罕见，临床上对其认识不足，故诊断较为困难。NSG 尚无统一治疗方案，大部分患者对糖皮质激素治疗敏感，初始剂量 0.5～1mg/（kg·d），绝大多数可在 3 个月内控制病情，但易复发，且有恶变为肺癌的可能性。

糖皮质激素替代疗法包括甲氨蝶呤、硫唑嘌呤、环磷酰胺等。若仅累及肺部，也可行手术切除达到根治。

本案例经口服糖皮质激素治疗后，血红蛋白得到显著上升，体温正常，肺部病灶有所缩小，仍在随诊中。其机制可能与 NSG 血管炎表现相关，特征性表现为非干酪样肉芽浸润血管壁，压迫并堵塞管腔，另一种表现为类似巨细胞动脉炎的改变，血管壁中大量多核巨细胞浸润。本例患者经糖皮质激素治疗后贫血迅速改善，推测可能与血管炎减轻、血管壁管腔堵塞改善有关。

GLD 是一大组异源性疾病[4]，不同的病因，预后和治疗策略也各不相同，但在临床症状、胸部影像学表现等方面无特异性，需要临床医生对此类疾病有较全面的了解和足够的警惕性，最后才能通过多学科协作作出正确诊断。在临床实践中，诊断与鉴别诊断犹如车之两轮、鸟之双翼，共同为医疗决策的科学性与准确性提供坚实支撑。

◎ **参考文献**

[1] 孙昆昆, 何权瀛. GLD 概述[J]. 临床内科杂志, 2020, 37(10): 679-680.

[2] ROSEN, YALE. Four decades of necrotizing sarcoid granulomatosis: What do we know now?[J]. Arch Pathol Lab Med, 2015, 139(2): 252-262.

[3] QUADEN, C. Necrotising sarcoid granulomatosis: clinical, functional, endoscopical and radiographical evaluations[J]. Eur Res J, 2005, 26(5): 778-785.

[4] 徐作军. 应重视对 GLD 的诊断和鉴别诊断[J]. 中华结核和呼吸杂志, 2020, 43(12): 1002-1003.

Case 22
放疗后机化性肺炎

○ 周晓青　周林水　马丽华

◆ 病　史

　　患者，男性，72岁，因"确诊食管癌3个月，发热1周"于2024-08-28入住浙江省中医院。患者于3个月前因"进食哽咽3个月"行PET/CT检查示食管中下段管壁增厚伴FDG代谢增高，食管癌符合，病变食管旁多发小淋巴结、纵隔巨大软组织、肝胃间隙软组织肿块FDG代谢略高，转移可能大，诊断为食管癌。予以白蛋白紫杉醇＋卡铂化疗联合信迪利单抗免疫治疗，q3w，共3个周期。复查PET/CT示食管癌治疗后，食管胸上段管壁肿胀伴FDG代谢轻度增高，考虑治疗后改变；伴FDG代谢轻度增高，累及邻近食管，考虑治疗后肿瘤活性明显受抑制；右肺中叶炎症首先考虑；纵隔及双侧肺门炎性淋巴结可能。10天前，入住我院放射科行食管肿物及转移淋巴结放疗6MV-X线IMRT PTVnd 60Gy/28F PTV 50.4Gy/28F。1周前，患者累计放疗完成10.8Gy/6F时出现发热，最高体温达38.6℃，咳嗽明显，干咳为主，无胸闷、气急等，查胸部CT平扫示右肺散在炎症，予以莫西沙星抗感染治疗，患者仍有持续发热，无寒战，咳嗽明显，伴少量白痰，无胸闷、气急等，为求进一步治疗，收治入院。有吸烟史50年，20支/d，已戒3个月。

◆ 入科查体

　　T 38.3℃，P 80次/min，R 21次/min，BP 145/86mmHg。全身浅表淋巴结未触及肿大，气管居中，胸廓无畸形，双肺呼吸音粗，双下肺可闻及少量湿啰音，未闻及干啰音，心律齐，无杂音，腹软，无压痛，肝脾未触及肿大，双下肢无水肿。

◆ **辅助检查**

血白细胞计数 $2.4 \times 10^9/L$，中性粒细胞百分比 70 ％，超敏 C 反应蛋白 50.22mg/L。血降钙素原 0.925μg/L。血 IgE 正常范围，GM 试验、烟曲霉抗体、ANA、ANCA 均呈阴性。鼻拭子甲型和乙型流感病毒核酸、新型冠状病毒核酸、肺炎支原体、衣原体、呼吸道 13 种病原体核酸检测均呈阴性。2024-08-15 胸部 CT（见图 22-1C、D）示右肺散在炎症，病灶较 2024-07-25 胸部 CT（见图 22-1A、B）明显进展，以右中叶、右下肺为甚，左肺下叶少许纤维灶。

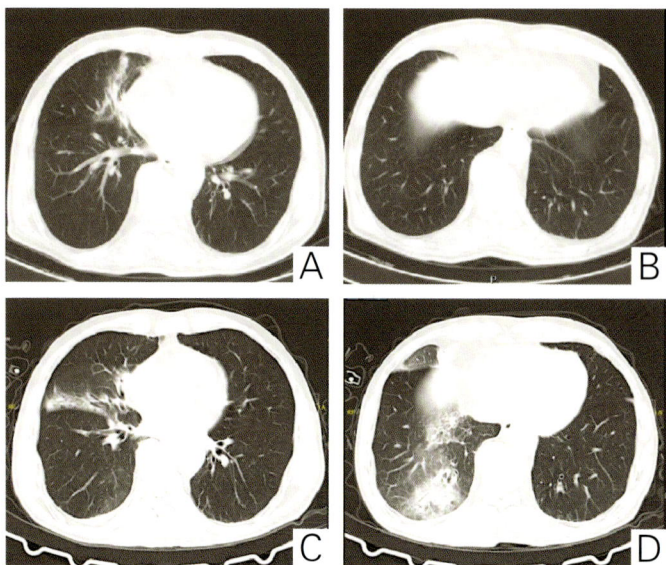

2024-07-25 胸部 CT 示右肺中叶散在斑片状高密度影（A、B）。2024-08-15 胸部 CT 示右肺中叶、右肺下叶见散在斑片状高密度影，较前片病灶增多（C、D）。

图 22-1 胸部 CT 影像

◆ **诊疗经过**

患者持续发热，影像学提示肺部病灶进展，多次实验室检查提示血 C 反应蛋白、降钙素原持续增高，考虑抗感染治疗效果不佳，调整抗生素为美罗培南联合莫西沙星抗感染治疗，效果不佳，患者仍时有间断发热，伴咳嗽、咳痰。2024-09-02 复查胸部 CT（见图 22-2A～D）示右肺炎症性改变，部分呈间质性，较前片病灶增多，两侧胸腔积液，较前新发。

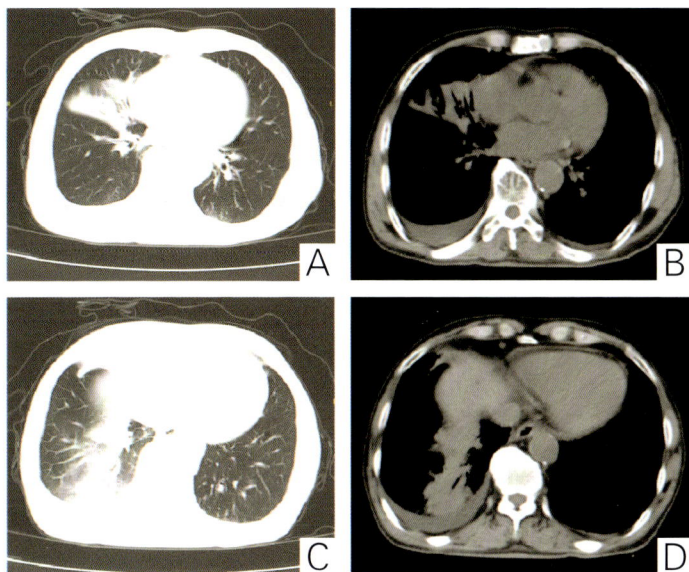

2024-09-02 胸部 CT 示右肺中叶（A、B）、右肺下叶（C、D）斑片状、团片高密度影，部分中心可见充气支气管，部分呈细网格样改变，较前片病灶增多，两侧胸腔积液，较前新发。

图 22-2　胸部 CT 影像

2024-09-06 行支气管镜检查（见图 22-3A～E），术中见主气道及左主支气管上端黏膜充血水肿，可见散在黏膜下出血点，全程覆盖白苔，予以剥离，径向超声示右肺下叶后基底段异常低回声，于该处肺泡灌洗送 mNGS，活检送病理。白苔与肺泡灌洗液 mNGS 未见真菌、结核分枝杆菌、特殊病原体等，白苔病理示炎性坏死组织，活检组织病理（见图 22-3F）示支气管及肺泡组织内见急、慢性炎细胞浸润，肺泡间质胶原纤维增生，病变首先考虑机化性肺炎。

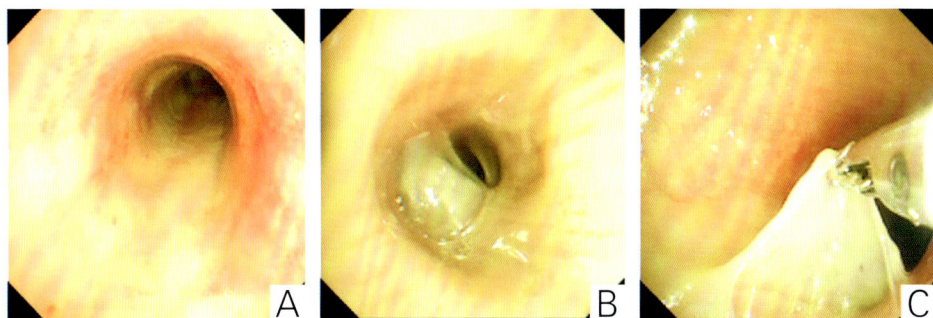

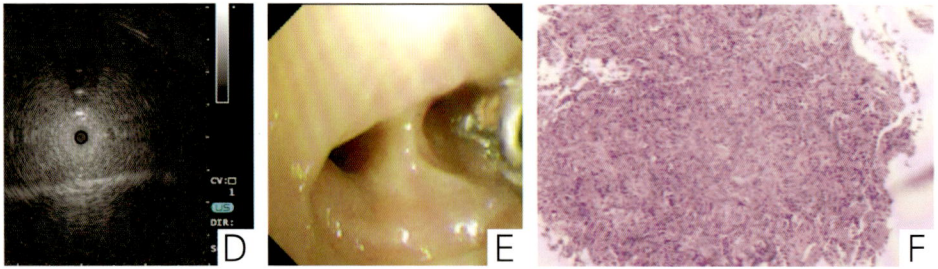

支气管镜检查见主气道黏膜充血水肿，散在黏膜下出血点，全程覆盖白苔，予以剥离（A～C）。径向超声于右下后基底段分支探及低回声（D）。活检送病理（E），病理示急、慢性炎细胞浸润，肺泡间质胶原纤维增生（F）。

图 22-3　支气管镜图像与病理图像

支气管镜活检明确诊断为机化性肺炎，遂予以甲泼尼龙 40mg/d 抗炎治疗，联合莫西沙星抗感染治疗。1 周后，患者咳嗽、咳痰症状明显缓解，无发热，相关炎症指标下降至正常，逐渐缓慢减量糖皮质激素。1 个月后，减至甲泼尼龙 12mg/d，症状未反复。2024-10-31 复查胸部 CT 示肺部病灶较前明显吸收。

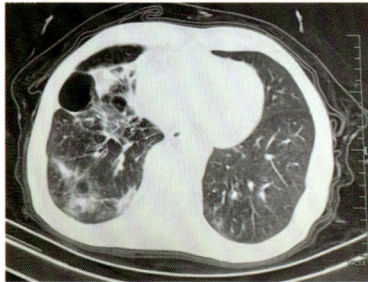

2024-10-31 胸部 CT 示右肺中叶、右下肺病灶较前明显吸收。

图 22-4　胸部 CT 影像

● **专家点评**

机化性肺炎（organizing pneumonia，OP），作为一种非特异性炎症性疾病，其病理特征在于肺泡、肺泡管及终末呼吸性细支气管内息肉状肉芽结缔组织的增生[1]。继发性机化性肺炎（secondary organizing pneumonia，

SOP）与一系列已知的病因相关，包括但不限于结缔组织疾病、感染、恶性肿瘤、药物反应、免疫性疾病、器官移植、误吸以及放射性损伤等[2]。流行病学数据显示，超过 80% 的 OP 病例归类为 SOP[3]，这表明在临床实践中，大多数 OP 患者能够识别出潜在的相关病因。OP 的临床表现多样，常见症状包括干咳、流感样症状及劳力性呼吸困难。此外，患者可能伴有发热、疲劳和体重减轻等全身症状[4]。在影像学上，OP 亦有多种表现，如双肺多发片状、斑片状影、大片实变影、多发小结节、磨玻璃影，以及沿支气管、血管束分布的特征等[5]。实变是 OP 影像学中最为主要的表现形式之一，病变多见于双肺基底、支气管血管周围和（或）外周区域[6]。虽然影像学特征结合病史对于 OP 的诊断及病情评估至关重要，但并不具有特异性，确诊仍依赖于肺组织病理活检。

　　本案例为老年男性，患者有食管癌合并纵隔转移的病史，行免疫治疗，且在放疗期间出现发热，排除支原体、衣原体、真菌、呼吸道病毒等的感染，抗感染治疗效果欠佳。支气管镜见主气道内白苔附着，结合近期治疗史，考虑放疗相关可能性大。径向超声定位下，右肺下叶后基底段活检组织病理明确为机化性肺炎，激素治疗有效。传统的经支气管肺活检（transbronchial lung biopsy，TBLB）依靠常规支气管镜盲钳或在 X 线引导下进行，诊断敏感度低。引导支气管镜技术，如径向支气管内超声（radial endobronchial ultrasound，R-EBUS）技术已经成为经支气管诊断管腔内不可见外周病灶的常用技术方法，大大提高了活检阳性率。现代介入呼吸病学已从中央气道疾病进一步拓展至以肺外周病变为代表的外周气道疾病的诊治中。对于临床表现、辅助检查缺乏特异性的外周肺部病灶，临床上易误诊。呼吸科医生需充分应用呼吸内镜技术这一利器，积极进行组织活检，以明确诊断指导诊治。

◎　**参考文献**

[1] KING TE JR, LEE J S. Cryptogenic organizing pneumonia[J]. N Engl J Med, 2022,

386(11): 1058-1069.

[2] KETCHERSID K. A review of organizing pneumonia[J]. JAAPA, 2023, 36(3): 16-19.

[3] ZHANG Y, LI N, LI Q, et al. Analysis of the clinical characteristics of 176 patients with pathologically confirmed cryptogenic organizing pneumonia[J/OL]. Ann Transl Med, 2020, 8(12): 763[2025-01-22]. https://doi.org/10.21037/atm-20-4490.

[4] CHOI K J, YOO E H, KIM K C, et al. Comparison of clinical features and prognosis in patients with cryptogenic and secondary organizing pneumonia[J/OL]. BMC Pulm Med, 2021, 21(1): 336[2025-01-22]. https://doi.org/10.1186/s12890-021-01707-z.

[5] ZARE MEHRJARDI M, KAHKOEE S, POURABDOLLAH M. Radio-pathological correlation of organizing pneumonia (OP): a pictorial review[J/OL]. Br J Radiol, 2017, 90(1071): 20160723[2025-01-22]. https://doi.org/10.1259/bjr.20160723.

[6] CHERIAN S V, PATEL D, MACHNICKI S, et al. Algorithmic approach to the diagnosis of organizing pneumonia: a correlation of clinical, radiologic, and pathologic features[J]. Chest, 2022, 162(1): 156-178.

Case 23
气管切开后困难拔管

○ 钱艺恒　陈瑞琳　吕　昕

◆ **病　史**

患者，女性，85岁，因"气管切开术后8个月，胸闷、气急加重1个月"于2023-09-13入住浙江省中医院。患者于8个月前因新型冠状病毒感染致重症肺炎、呼吸衰竭行气管插管，多次痰培养提示鲍曼不动杆菌、碳青霉烯类耐药产酸克雷伯菌等，先后予以头孢哌酮/舒巴坦、伏立康唑、硫酸黏菌素、替加环素等治疗，病情好转但多次尝试拔管失败，于2023-01-13行气管切开术。半年前患者曾一度脱机成功，并更换金属气切套管，但其间反复出现胸闷、气急，大汗淋漓，痰鸣音，多次气切套管痰痂堵塞，尝试堵管失败。1个月前，患者胸闷、气急症状加重，予以多索茶碱、甲泼尼龙抗炎解痉平喘等对症治疗，效果不佳，患者仍时有胸闷、气急不适，为求进一步诊治，收住入院。既往史：高血压病史多年，规律服用氨氯地平。慢性阻塞性肺疾病史多年，不规则用药。抑郁状态、睡眠障碍病史多年，服用舍曲宁、富马酸喹硫平。2007年不慎摔倒后致右股骨骨折，行右髋关节半髋置换术。2023年T_{12}压缩性骨折，考虑绝经后骨质疏松伴有病理性骨折，予以抗骨质疏松治疗。

◆ **入院查体**

T 36.8℃，P 82次/min，R 22次/min，BP 146/73mmHg。形体肥胖，气管切开状态，桶状胸，肋间隙增宽。两肺呼吸音粗，闻及痰鸣音，两下肺可及湿啰音，心律齐。腹软，无压痛，无反跳痛，肝脾未触及肿大，双下肢轻度凹陷性水肿，四肢肌力下降，4级，关节活动度尚可，坐位平衡1级，立位平衡暂不能，Barthel指数40分，洼田饮水试验2级。

◆ 辅助检查

血白细胞计数 5.9×10^9/L，中性粒细胞百分比 68%，血红蛋白 110g/L，超敏 C 反应蛋白 5.2mg/L。血降钙素原 0.082μg/L。痰培养示产酸克雷伯菌、铜绿假单胞菌、解脲沙雷菌等。胸部 CT（图 23-1A～B）示两肺散在斑片状、条片状高密度影，边界欠清，右肺上叶见肺大疱形成。

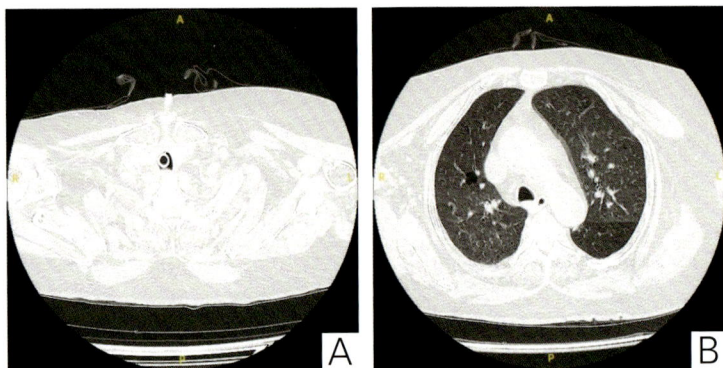

2023-09-21 胸部 CT 示气管切开套管在位，两肺散在斑片状、条片状高密度影，边界欠清。

图 23-1　胸部 CT 影像

◆ 诊治经过：

2023-09-15 行支气管镜检查（图 23-2A～I），术中见会厌、声门、声门下黏膜水肿明显，中央气道Ⅰ区气切口上段黏膜肥厚，管腔狭窄约60%，见气管、左右主支气管膜部活跃，呼气相管腔狭窄60%～80%，存在气道动态膜部塌陷。并行 T 管置入术，术中在软圆钳辅助下放置 T 形聚硅氧烷支架（型号11#，上支 1.6cm，下支 4.0cm），位置良好，声门闭合完全。

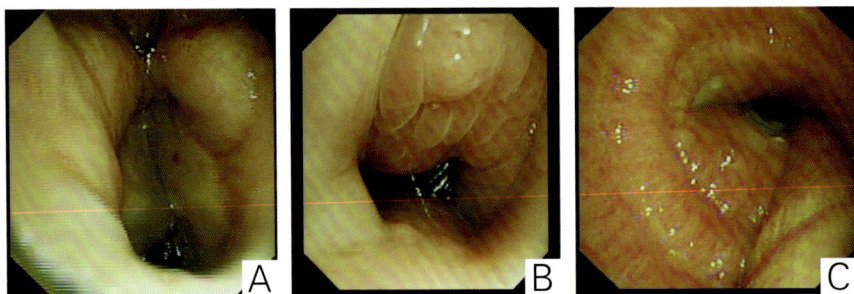

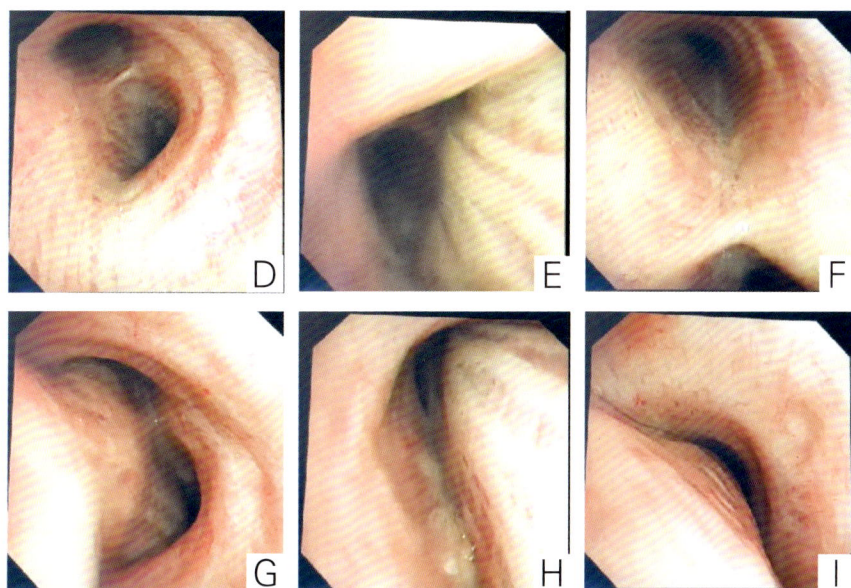

2023-09-15支气管镜检查见会厌、声门（A）、声门下（B）黏膜水肿明显，中央气道Ⅰ区气切口上段黏膜肥厚，管腔狭窄约60%（C），气管、左右主支气管膜部活跃，呼气相隆突（G）、右主支气管（H）、左主支气管（I）较吸气相时隆突（D）、右主支气管（E）、左主支气管（F）管腔明显狭窄，>50%。

图23-2　支气管镜图像

　　1周后，2023-09-22行支气管镜下气管支气管激光成形术（图23-3A～F），术中见T管有少许痰痂附着，予以吸除，T管上下缘通畅，声门开合可，见左右主支气管膜部活跃，管腔动态狭窄，予以接触式激光对气管、支气管膜部（中央气道Ⅱ～Ⅲ区、Ⅴ区、Ⅵ区、Ⅶ～Ⅷ区）进行纵向、横向、从远端至近端蛇形处理，能量为15W，术毕，呼气相动态狭窄明显减轻。

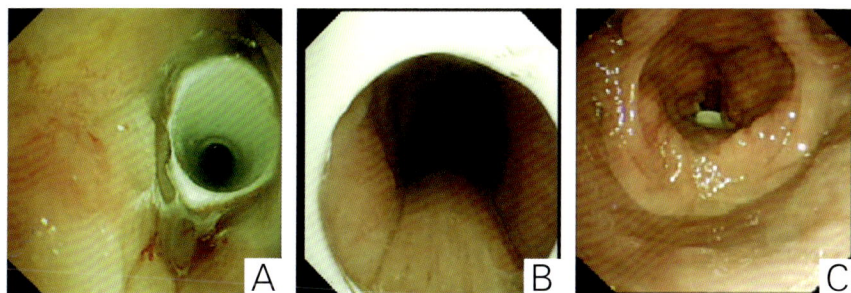

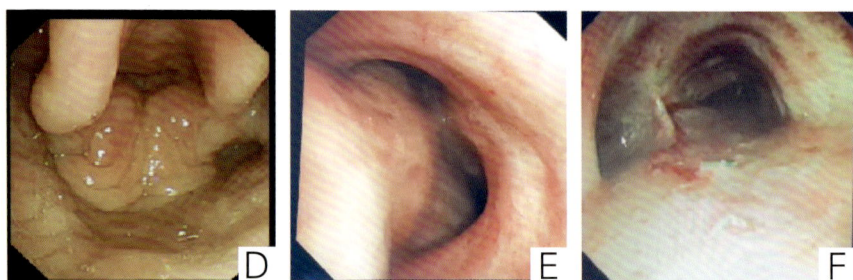

2023-09-22支气管镜检查见T管上下缘通畅（A、B），声门开合可（C、D），呼气相气管动态狭窄（E），气管动态狭窄明显减轻（F）。

图 23-3　支气管镜图像

术后1周，2023-10-02复查胸部CT（图 23-4A～D）示左右主支气管管腔狭窄较前明显减轻。患者无胸闷不适，出院休养。

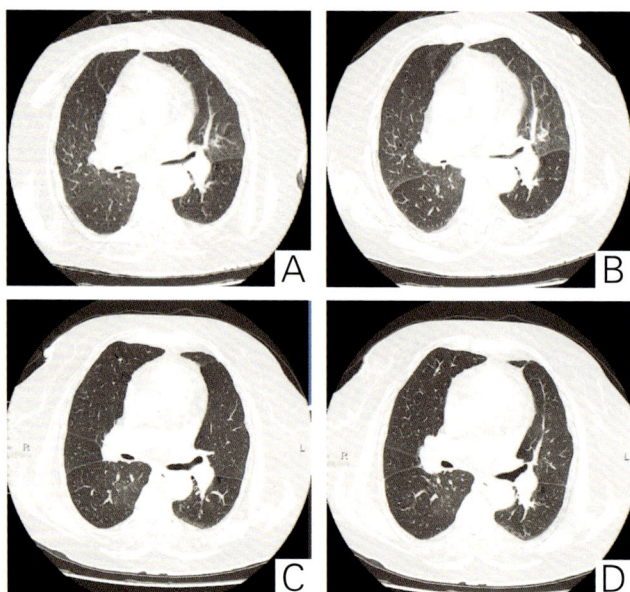

治疗前，2023-09-21胸部CT示呼气相（B）左右主支气管管腔较吸气相（A）明显狭窄，超过50%。治疗后，2023-10-02胸部CT示吸气相（C）、呼气相（D）左右主支气管管腔狭窄均较前好转。

图 23-4　胸部CT影像

T管置入后半年，2024年3月，支气管镜检查（图 23-4A～C）示T管下端见肉芽增生明显伴管腔狭窄，多次予以二氧化碳冷冻、球囊扩张等治疗，效果不佳，遂予以拔除 T 管，置入加长型气切套管覆盖肉芽病变。

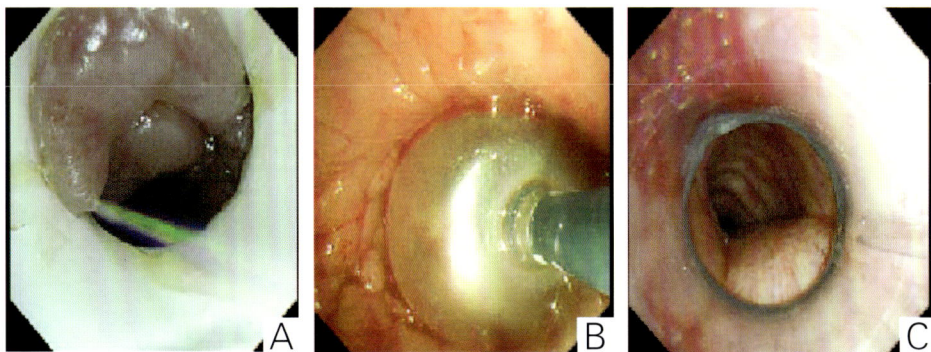

2024-03-05 支气管镜检查见 T 管下端肉芽增生明显伴管腔狭窄（A），予以二氧化碳冷冻、球囊扩张（B）等治疗，后拔除 T 管，置入加长型气切套管（C）。

图 23-5　支气管镜图像

更换气管切开套管 3 个月后，2024 年 6 月，患者再次出现胸闷加重，复查支气管镜提示再次出现动态膜部塌陷，遂再行激光气管支气管成形术，治疗后气道塌陷好转，狭窄程度减轻，患者胸闷气急缓解。术后 3 周，更换金属气切套管，堵管训练后，于 2024-07-02 成功拔除气切套管。拔除后 1 周行喉气管瘘修补术、邻近皮瓣修复术，目前患者病情稳定。

● **专家点评**

过度动态气道塌陷（excessive dynamic airway collapse，EDAC）是由纵向弹性纤维的虚弱和萎缩，导致结构完整的气管壁后膜部过度向前移位，致使气道管腔狭窄超过 50% 的病理状态。大多数患者为继发性过度动态气道塌陷，主要原因有气道慢性炎症、慢性阻塞性肺疾病、支气管哮喘、气道机械性损伤、反复呼吸道感染、刺激性物质吸入、慢性气道外压迫等[1]。EDAC 的诊断依赖肺功能检查、动态胸部 CT 检查及支气管镜检查等，支气管镜检查是诊断金标准[2]，可直观实时识别气道狭窄的存在。

　　EDAC 的治疗原则取决于患者的症状、气道狭窄的程度、范围及病因等。基础治疗主要包括改变生活方式（如戒烟）、肺康复、治疗原发疾病。持续气道正压通气可改善用力肺活量和肺不张，并有助于分泌物管理。支气管镜介入治疗如球囊扩张、高频电刀、激光、冷冻、气道支架等多种技术，成为治疗关键手段，其中激光气管支气管成形术是治疗 EDAC 有前景的、侵入性较小的新方法 [3]。研究表明，该操作可明显改善患者的症状，且复发率和死亡率较低 [4]。

　　本案例为老年女性，气管切开术后 8 个月余，多次堵管拔管失败，属气管切开后困难拔管。患者存在上气道黏膜水肿伴管腔狭窄，而 T 形聚硅氧烷支架在气管插管和气管切开术引发的声门下狭窄治疗方面成效显著 [5]。T 管可以持续扩张塑形气道，改善气道的狭窄状况。该患者置入 T 管半年后，上气道狭窄问题基本得到解决。T 管置入后的气道管理非常重要，该患者形体肥胖，进食多，讲话多，T 管活动度大，致 T 管下端肉芽增生明显，后续予以加长气管切开套管过渡才得以解决。该患者拔管困难的除了上气道狭窄之外，还因为存在气道动态膜部塌陷的问题。支气管镜的典型表现结合胸部 CT 呼气相时左右主支气管较吸气相时狭窄超过 50%，可明确诊断。过度动态气道塌陷是临床上较少见的气道狭窄，其临床症状不典型，易漏诊和误诊，同样需要引起重视。

　　因此，对于困难拔管的患者，其原因往往不是单一的。我们唯有明确其所有可能的影响因素，选择适宜的解决方法，才能真正提高拔管的成功率。

◎ **参考文献**

[1] CHOI S, LAWLOR C, RAHBAR R, et al. Diagnosis, classification, and management of pediatric tracheobronchomalacia: a review[J]. JAMA Otolaryngol Head Neck Surg, 2019, 145(3): 265-275.

[2] ASLAM A, DE LUIS CARDENAS J, MORRISON RJ, et al. Tracheobronchomalacia

and excessive dynamic airway collapse: current concepts and future directions[J]. Radiographics. 2022, 42(4): 1012-1027.

[3] BUITRAGO D H, MAJID A, WILSON J L, et al. Tracheobronchoplasty yields long-term anatomy, function, and quality of life improvement for patients with severe excessive central airway collapse[J]. J Thorac Cardiovasc Surg, 2023, 165(2): 518-525.

[4] GANGADHARAN S, MATHEW F. Thermoablative techniques to treat excessive central airway collapse[J]. Thorac Surg Clin, 2023, 33(3): 299-308.

[5] 钟长镐, 罗为展, 唐纯丽, 等. Montgomery T 型硅酮支架治疗声门下狭窄术后早期并发症的临床观察[J]. 中华结核和呼吸杂志, 2016, 39(12): 983-984.

Case 24
Y 形全覆膜金属支架置入

○ 周晓青　周林水　顾潇枫

◆ 病　　史

患者，女性，64 岁，因"卵巢癌术后 8 年，伴复发转移 2 年余，气急 1 周"于 2024-10-01 入住浙江省中医院。患者于 8 年前查上腹部 CT 及盆腔 MRI 考虑卵巢恶性肿瘤，于外院行开腹肿瘤细胞减灭术，术后病理示浆液性囊腺癌，予以 TP 方案化疗 3 次。2 年前明确复发转移，左锁骨上淋巴结病理示淋巴结浸润或转移性低分化癌，PET/CT 示卵巢癌术后，双侧锁骨区、纵隔（7 区）、双侧膈肌脚后方、腹膜后、右侧髂外血管旁多发淋巴结伴 FDG 代谢增高，右上腹肠系膜肿块伴 FDG 代谢明显增高，胰颈部肿块伴 FDG 代谢明显增高，均考虑肿瘤转移，予以培美曲塞＋阿帕替尼化疗＋靶向治疗，病情进展。1 周前，患者感胸闷、气急，伴咳嗽，咳痰，痰白质黏量少，胸部 CT 示左肺多发炎症，伴部分肺膨胀不全。为求进一步诊疗，收治入院。既往史：胆囊切除术后 10 年。

◆ 入院查体

T 37.2℃，P 80 次 /min，R 22 次 /min，BP 119/80mmHg。皮肤黏膜无瘀斑、瘀点，锁骨上淋巴结触及肿大，质软，椭圆形，边界尚清，可移动，气管居中，胸廓无畸形。两肺呼吸音清，左下肺呼吸音减弱，未闻及干湿啰音，心律齐，未闻及杂音。腹软，无压痛，肝脾未触及肿大，双下肢无水肿。

◆ 辅助检查

2024-09-23 血白细胞计数 7.8×10^9/L，中性粒细胞百分比 78%，血红蛋白 105g/L，超敏 C 反应蛋白 25.1mg/L。血 CA125 27.0U/mL，CA153 31.9U/mL，铁

蛋白 1007.9ng/mL。D-二聚体 13.60mg/L。胸部 CT（见图 24-1A～E）示左主新生物伴管腔狭窄，多发纵隔淋巴结肿大，左肺多发炎症，伴部分肺膨胀不全，两肺散在慢性炎症及纤维灶。

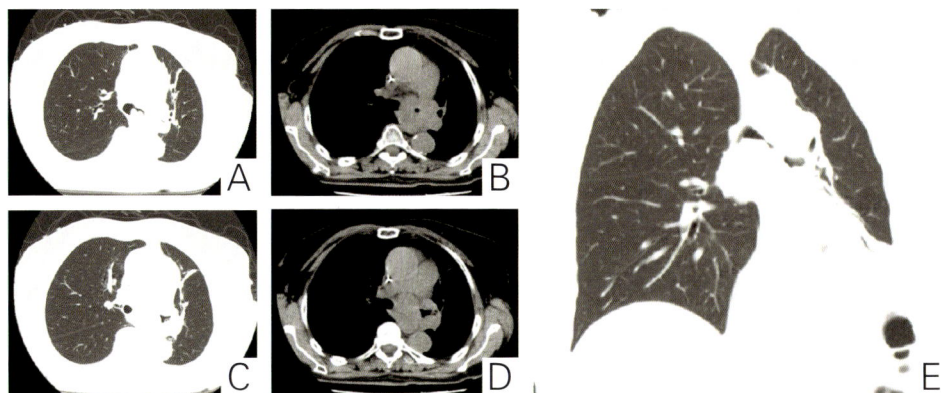

2024-09-23 胸部 CT 示左主新生物伴管腔狭窄，多发纵隔淋巴结肿大（A～D），冠状位示左主支气管新生物伴管腔狭窄，右侧主支气管外压狭窄（E）。

图 24-1　胸部 CT 影像

◆ 诊疗经过

结合卵巢癌病史、肺部 CT、PET/CT 检查等，患者胸闷、气急症状考虑肿瘤侵犯至纵隔，压迫主支气管所致。遂行支气管镜下消瘤＋支架置入术（见图 24-2A～G），术中见隆突增宽，新生物累及，表面血管裸露，右侧支气管各段管腔通畅，未见新生物，黏膜光整；左侧主支气管膜部新生物累及，管腔＋管壁＋外压性狭窄，管腔完全闭塞，予以 APC 治疗、冷冻、活检钳多次烧灼钳取新生物，管腔较治疗前扩大，左主下段外压狭窄，管腔完全闭塞，予以远端局部冻融后，管腔较治疗前扩大，见较多脓性分泌物，予以吸除，左上叶、左下叶各段管腔通畅，未见新生物；更换硬镜 14#，置入导丝至左下支气管，沿导丝置入 Y 形全覆膜金属支架（南微 MTN-QY-G-18/40-14/15-12/30），释放顺利，支架上端、右支下缘膨胀良好；支架左支下缘膨胀不全，予以加压球囊扩张后膨胀良好。为评估支架置入后状态，4 天后再次行支气管镜检查（见图 24-2H～K），术中见 Y 形覆膜支架在位良好，支架上缘可见少量肉芽增生，予以钳除，冻融治疗；支架内见少许黏痰附着，予以吸除，送检培养；支架右支下缘少许肉芽增生，右侧支气管各段管腔通畅，未见新生物，少许黏痰附着；支架左支下缘见新生物堵塞，伴白色坏死物附着，予以多次电圈套、冷冻冻取、活检钳钳取组织送检病理，术毕，管腔较前明显通畅。组织病理示少量异型细胞伴成片坏死，结合免疫组化及病史，考虑卵巢癌转移。

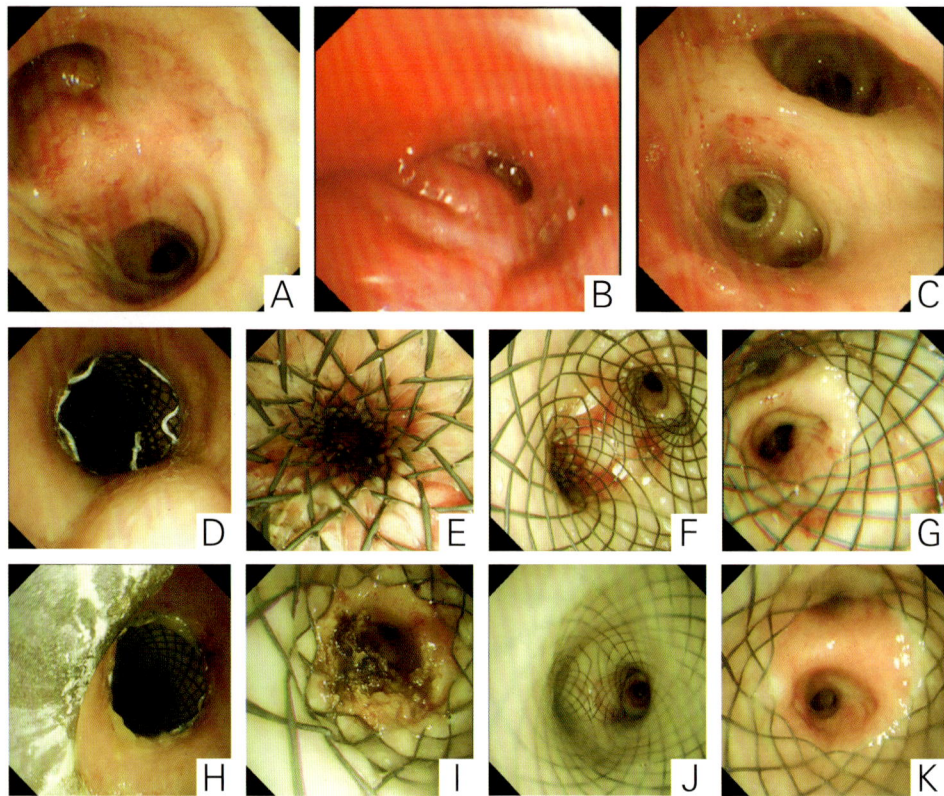

2024-10-04支气管镜检查见隆突增宽，新生物累及，表面血管裸露（A），左侧主支气管膜部新生物累及，表面血管裸露，管腔＋管壁＋外压性狭窄，管腔闭塞（B），右侧支气管各段管腔通畅，未见新生物（C），Y形全覆膜金属支架置入膨胀良好，支架上缘（D）、左支下缘（E）、支架中段（F）、右支下缘（G）。2024-10-09支气管镜检查见Y形全覆膜金属支架置入膨胀良好，内白色黏痰附着，支架上缘（H）、左支下缘新生物，管腔略狭窄（I）、支架中段（J）、右支下缘（K）。

图 24-2　支气管镜图像

　　术后患者气急明显缓解，咳嗽、咳痰明显，嘱坚持布地奈德 2mL 雾化 bid，并转肿瘤科继续抗肿瘤治疗。支架置入后 1 个月，复查胸部 CT（图 24-3），见 Y 形金属覆膜支架在位良好，两侧支气管各段管腔通畅，多发纵隔淋巴结肿大。

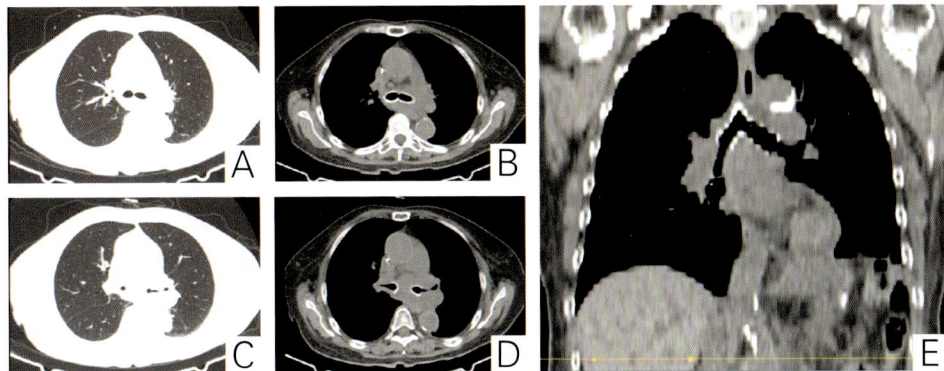

2004-10-25 胸部 CT 示支架膨胀良好，多发纵隔淋巴结肿大（A～D），冠状位示 Y 形金属覆膜支架在位，两侧支气管各段管腔通畅（E）。

图 24-3　胸部 CT 影像

● **专家点评**

　　恶性中心气道狭窄是指气管、隆突、左右主支气管及中间段支气管因原发或转移的恶性肿瘤引起的气道狭窄，可导致患者出现不同程度的呼吸困难甚至窒息死亡。袖状切除、支气管切除并行气道重建是外科切除气管癌的主要方法。但手术切除创伤大、风险高、加之部分患者病变部位受解剖学限制，或全身基础条件差限制手术等原因，使得外科手术的适应证非常有限，对于大部分恶性气道狭窄外科手术是无法解决的。部分患者术后端端吻合口还可发生瘢痕增生而致再狭窄[1]。

　　随着介入呼吸病学技术的快速发展，呼吸内镜介入已成为恶性中心气道狭窄诊疗的主要手段之一[2]。介入技术主要包括热消融（激光、电刀、气刀等）、冷消融（冻融或冻切）、机械性切除（硬质镜铲除术）、气道扩张（支架置入或硬质镜扩张）技术和化学性消融（如瘤内甲苯磺酰胺注射）等。临床上，往往需要通过多种技术联合应用，以快速达到通畅气道、改善通气的目的。支架置入是恶性气道狭窄的重要治疗技术之一，能够有效支撑开放气道，减轻压迫，改善患者的呼吸状况。目前常用的金属全覆膜支架可有效预防气道再狭窄、减少肉芽组织增生和肿瘤浸润，可保障更为持久的气道通畅[3]。

本案例为中老年女性患者，因卵巢癌伴纵隔转移导致的主气道、支气管狭窄就诊于呼吸科。针对此类患者，除全身性治疗外，局部治疗是改善生活质量、提高生存期的重要手段，并为后续治疗创造有效条件[4]。本案例中，患者左主支气管肿瘤侵犯及外压导致管腔完全闭塞，支架置入前必须确认左侧亚段支气管的通畅程度。因此，我们首先应用氩气刀、冷冻及活检钳等多次烧灼、冻取、钳取等方法，清理部分左主气管肿瘤后，再更换超细支气管镜通过狭窄口确认左侧亚段支气管情况，最后置入支架。本案患者肿瘤已累及隆突，因而选择 Y 形覆膜支架。当然，支架置入并非一劳永逸，呼吸运动不可避免地导致支架与气道壁的相互摩擦，从而在支架上下缘增生肉芽组织，影响正常通气。除了长期、规律的雾化吸入抑制肉芽组织的增生外，定期的支气管镜检查和治疗也是清除肉芽组织的重要途径。呼吸介入技术的运用及发展已成为恶性中心气道狭窄治疗的重要基础。

◎ **参考文献**

[1] 北京健康促进会呼吸及肿瘤介入诊疗联盟. 恶性中心气道狭窄经支气管镜介入诊疗专家共识[J/OL]. 中华肺部疾病杂志（电子版），2017, 10(6): 647-654[2025-01-22]. https://med.wanfangdata.com.cn/Paper/Detail?id=PeriodicalPaper_zhonghfbjbzz201706004.

[2] MAHMOOD K, FRAZER-GREEN L, GONZALEZ A V, et al. Management of central airway obstruction: an American college of chest physicians clinical practice guideline[J]. Chest, 2025, 167(1): 283-295.

[3] 王洪武, 金发光, 张楠. 气道内金属支架临床应用中国专家共识[J/OL]. 中华肺部疾病杂志（电子版）, 2021, 14(1): 5-10[2025-01-22]. https://med.wanfangdata.com.cn/Paper/Detail?id=PeriodicalPaper_zhonghfbjbzz202101002.

[4] HERTH F J, EBERHARDT R. Airway stent: What is new and what should be discarded[J]. Curr Opin Pulm Med, 2016, 22(3): 252-256.

Case 25
环咽肌失弛缓症

○ 钱艺恒　周林水　吕　昕

◆ **病　史**

患者，男性，69岁，因"气管切开术后10个月，咳嗽、咳痰加重1个月"于2023-10-18入住浙江省中医院。患者于10个月前因新型冠状病毒感染致重症肺炎，并发呼吸衰竭，行气管插管，其间因痰痂堵塞、吞咽呛咳等原因多次拔管失败，于2022-12-28行气管切开术。1个月前，患者出现发热，伴咳嗽、咳痰增多，痰培养示铜绿假单胞菌，予以头孢他啶抗感染、氨溴索化痰等对症治疗，症状未见明显改善。现患者气管切开状态，咳嗽、咳痰，为白色稀痰，可下地短距离行走，为求进一步诊治，收住入院。既往史：天疱疮病史6年，目前甲泼尼龙6mg/d维持治疗；2015年因单核李斯特菌感染出现脑炎伴脑积水于外院行脑室V-P分流术，目前带有腹腔引流管1根及V-P分离管1根；有糖尿病病史，目前西格列汀降糖治疗；有帕金森病史，目前多巴丝肼控制。

◆ **入院查体**

T 36.9℃，P 78次/min，R 21次/min，BP 109/73mmHg。全身浅表淋巴结无肿大，颈软，气管切开状态，胸廓无畸形，无肋间隙增宽。双肺叩诊清音，呼吸音粗糙，闻及湿啰音，闻及痰鸣音，心律齐，无杂音。腹软，无压痛，无反跳痛。双上肢肌力5级，双下肢肌力5级，肌张力正常，可独行，病理征未引出。左侧鼻胃管在位。

◆ **辅助检查**

血白细胞计数5.1×10^9/L，中性粒细胞百分比60%，超敏C反应蛋白4.33mg/L。

痰培养示铜绿假单胞菌。2023-10-20 胸部 CT（见图 25-1）示两肺血管纹理清晰，两肺下叶见条片状高密度影，边界模糊。

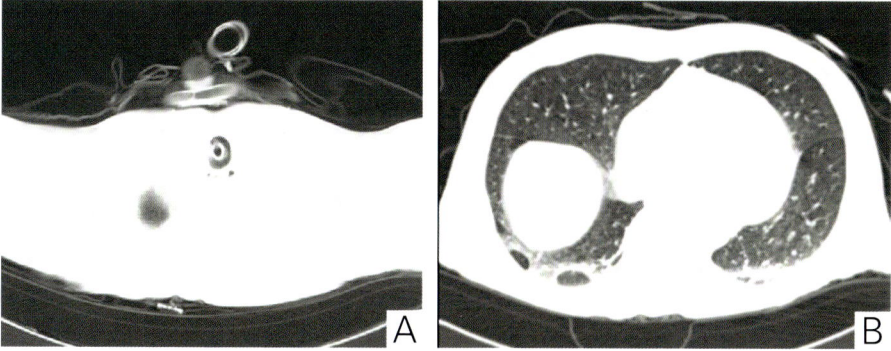

2023-10-20 胸部 CT 示气管切开套管在位，下端气管未见狭窄（A），两肺下叶条片状高密度影，胸膜粘连（B）。

图 25-1　胸部 CT 影像

◆ **诊治经过**

2023-10-20 支气管镜检查（见图 25-2A、B）示会厌襞、声门水肿明显，以左侧为著，套管下端紧贴左侧主气管，局部肉芽组织形成。患者口腔分泌物较多，易呛咳，予拔除鼻胃管，行胃造瘘手术（见图 25-2C、D）。

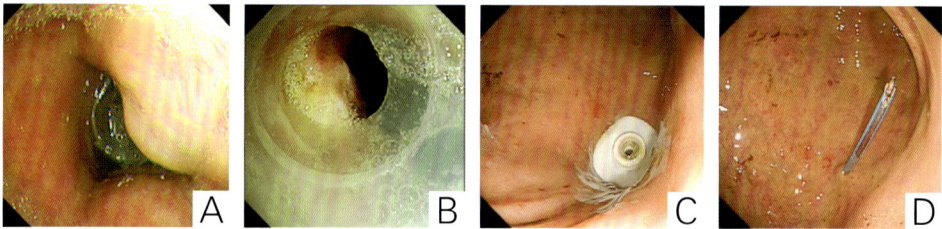

2023-10-20 支气管镜检查示声门下水肿明显（A），气切口下端左侧气管壁肉芽形成（B）。胃镜示造瘘术后造瘘管固定良好，位置良好（C、D）。

图 25-2　支气管镜与胃镜图像

2023-10-20 吞咽＋食管造影（见图 25-3A、B）示食管管壁柔软，未见明显充盈缺损及龛影，会厌功能欠佳，部分造影剂流入气道内，食管上括约肌失弛缓，咽反射尚可，考虑环咽肌失弛缓症。经沟通，遂行 B 超引导下食管上括约肌肉毒毒素注射术（见图25-3C），分点注射，共计50U。术后予以环咽肌球囊扩张术（见图25-3D），扩张时球囊注水维持3min，扩张后抽出球囊中液体，反复插管，每天进行5组，每组5次。1周后，患者口腔分泌物较前明显减少。

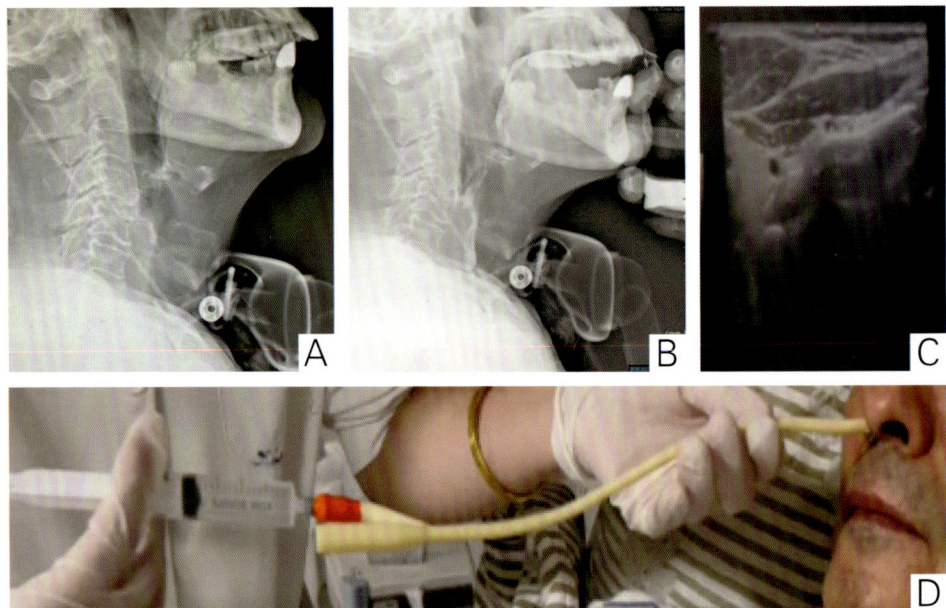

2023-10-20食管造影示会厌功能欠佳，部分造影剂流入气道内（A、B）。B超引导下定位食管上括约肌，注射肉毒毒素（A），应用导尿管行环咽肌球囊扩张术（D）。

图25-3　食管造影影像、B超图像与球囊扩张术图像

强化吞咽训练后1个月，再行支气管镜检查（见图25-4A～C）示声门下无明显水肿，主气道狭窄，约20%，伴局部肉芽增生，予以狭窄处多次球囊扩张（球囊直径15～18mm，4.5kPa、6kPa、7kPa各1次，60s）多点二氧化碳冻融，治疗后气道狭窄约10%。更换金属气切套管，堵管训练1周后，于2023-12-10气管切开后15个月，成功拔管。拔管后2个月，患者气切瘘口愈合不佳，行喉气管瘘修补术与岛状皮瓣转移术。其间患者规范进行吞咽康复训练。拔管后3个月，患者能自主进食无呛咳，行胃造瘘管拔除。

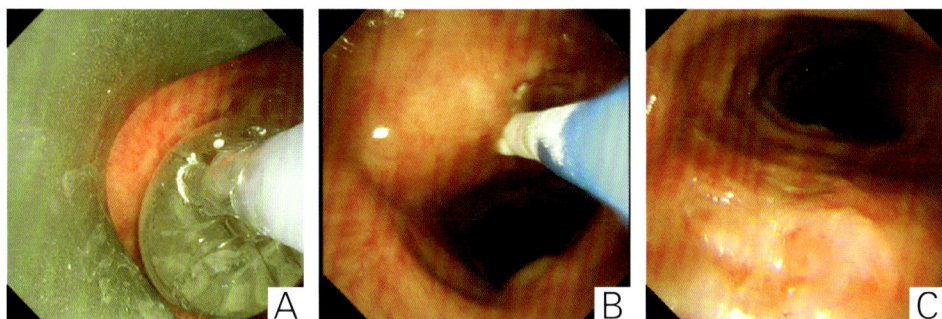

2023–11–29 支气管镜检查示气道狭窄处球囊扩张（A），多点二氧化碳局部冻融（B），治疗后气道狭窄约 10%（C）。

图 25-4　支气管镜图像

● **专家点评**

环咽肌失弛缓症指环咽肌在吞咽时不能完全松弛，导致食物在该处受阻而不能或不易完全进入食管，继而发生呛咳、反流，严重者可反复发生吸入性肺炎、脱水、营养不良甚至窒息、死亡[1]。环咽肌是咽与食管交界处的横行肌纤维，因其两端向前附着于环状软骨而得名，其不能随意调节，在吞咽过程中的抑制和活动均由中枢神经控制。环咽肌在休息状态下呈紧张性收缩状态，以避免呼吸时空气进入食管，但在吞咽时食团到达环咽肌，环咽肌即开放，食团通过食管后环咽肌立即关闭，防止食物反流到咽部[2]。环咽肌失弛缓症是造成气管切开后拔管困难的重要原因之一。

A 型肉毒毒素是肉毒杆菌在繁殖过程中分泌的一种毒性蛋白质，具有神经毒性作用，能阻断神经末梢钙离子介导的乙酰胆碱释放，使运动终板处神经冲动传导障碍并产生化学性失神经支配，能缓解肌肉痉挛、改善食管上括约肌开放不全[3]。有研究显示，肉毒毒素能降低食管上括约肌的基础压力，使咽部肌肉收缩相对增强，有助于患者经口进食，并强化咽部肌肉力量促使吞咽功能持续改善。导尿管球囊扩张术是用不同直径的球囊导管经鼻腔或口腔插入食管下段后向球囊内注入适量的水、气体或水银，使球囊扩大，而后再自下而上拉出，促进食管上括约肌生理性开放，从而解决环咽肌功能障碍所致的吞咽障碍[4]。

本案例为老年男性患者，气管切开术后10个月，多次堵管拔管失败，属气管切开后困难拔管。该患者主要存在气管切开位置不良、气管肉芽组织增生、肺部感染、环咽肌失弛缓症等情况。为减少咽喉部刺激，第一时间拔除了鼻胃管，并进行胃造瘘以保障营养供给。改善环咽肌功能是减少口腔分泌物的潴留与误吸的关键，B超引导下肉毒毒素注射环咽肌术[5]与环咽肌球囊扩张术，松弛开放环咽肌。患者痰液逐渐减少，吞咽功能基本恢复，同时支气管镜下球囊扩张、冷冻等促使气管黏膜得到修复，最终顺利拔管。患者能自主进食无呛咳后，拔除胃造瘘，恢复正常生活。

因此，对于气管切开困难拔管患者，背后成因错综复杂，除了气道本身的问题，尚需密切关注鼻胃管/鼻肠管留置所致的咽部水肿、环咽肌失弛缓症所致的吞咽困难、口腔分泌物增多等情况，皆可能成为拔管路上的绊脚石。对此类问题进行相应处理后，将大大提升拔管的成功率。

◎ **参考文献**

[1] Acharya S, Anwar S, Thapa K, et al. Achalasia and Cricopharyngeal Sphincter dysfunction in a patient with Myasthenia Gravis: a case report[J/OL]. Cureus, 2023, 15(7): e42575[2025-01-22]. https://doi.org/10.7759/cureus.42575.

[2] 窦祖林. 吞咽障碍评估与治疗[M]. 2版. 北京: 人民卫生出版社.

[3] AKCABOY M, ZORLU P, DEMIR N, et al. A rare cause of dysphagia in children: primary cricopharyngeal achalasia[J]. J of Paediatr Child Health, 2017, 53(8): 827-828.

[4] KANG S H, KIM J S, JOO J S, et al. Efficacy of early endoscopic intervention for restoring normal swallowing function in patients with lateral medullary infarction[J/OL]. Toxins, 2019, 11(3): 144[2025-01-22]. https://doi.org/10.3390/toxins11030144.

[5] CHEN J M, CHEN Y J, NI J, et al. Ultrasound, electromyography, and balloon guidance for injecting botulinum toxin for cricopharyngeal achalasia: a case report[J/OL]. Medicine, 2021, 100(11): e24909[2025-01-22]. https://doi.org/10.1097/MD.0000000000024909.

Case 26
支气管胸膜瘘

○ 钱艺恒　周林水　吕　昕

◆ **病　史**

患者，男性，57岁，因"反复咯血13年，再发1个月，加重1天"于2024-05-12入住浙江省中医院。患者13年前因咯血于当地医院就诊，诊断为"支气管扩张"，予以止血等对症治疗后缓解。此后患者反复咯血，多次医院就诊或自行口服"云南白药"治疗，其间曾出现大咯血3次，至当地医院行3次肺动脉栓塞术。1个月前，患者无明显诱因出现小量咯血，咯鲜红色血，当时无发热，稍有咳嗽，查血白细胞计数 9.19×10^9/L，中性粒细胞百分比78%，超敏C反应蛋白53.6mg/L。外院肺部CT报告示左肺术后改变，左侧胸廓塌陷，左上肺空腔，左侧胸膜增厚，左肺支扩伴慢性感染。予以莫西沙星治疗，症状有好转。1天前，患者出现咯血量增多，咯吐鲜红色血8～9口/d，至急诊予以卡络磺钠、巴曲亭止血，溴己新化痰等对症治疗，现患者咯血减少，为求进一步诊治，收治入院。既往史：高血压病史2年余，目前口服奥美沙坦、比索洛尔控制血压；1996年有肺结核病史；有手术外伤史；2000年因曲霉菌感染行左肺上叶切除术。

◆ **入院查体**

T 37.5℃，P 101次/min，R 20次/min，BP 119/81mmHg。全身浅表淋巴结无肿大，气管居中，左侧胸廓略塌陷。呼吸音低，右肺呼吸音粗，未闻及干湿啰音，心律齐，无杂音。腹部平坦，无压痛，无反跳痛，肝脾脏未触及肿大，双下肢无水肿。

◆ 辅助检查

2024-05-12 血白细胞计数 13.2×10^9/L，中性粒细胞百分比 85％，超敏 C 反应蛋白 9.53mg/L。胸部 CT 平扫＋增强＋支气管动脉 CTA（见图 26-1A～C）示左侧胸廓塌陷，左肺部分上叶支气管扩张，局部可见空洞形成，左肺部分肺组织肺不张改变，左侧支气管动脉起自降主动脉，可见增粗迂曲，最宽径约 3mm，前纵隔多发扭曲增粗血管。

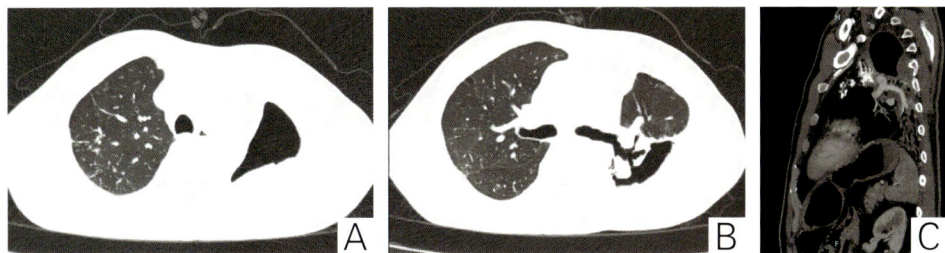

2024-05-12 胸部 CT 示左侧胸廓塌陷，局限气胸，内有液体蓄积（A），左侧支气管分支与胸膜腔相通，可见瘘口（B），纵隔窗见左侧支气管动脉增粗迂曲（C）。

图 26-1　胸部 CT 影像

◆ 诊治经过

入院后行支气管动脉栓塞术，见动脉明显迂曲扩张，远端血管分支紊乱，见异常染色，其中左侧支气管动脉及一支肋间动脉造影可见肺动脉显影，考虑支气管（肋间）动脉－肺动脉瘘，对 6 支血管行栓塞治疗，患者咯血症状缓解。支气管镜检查（见图 26-2A～D）示主气道内见少许血迹，气管、右侧支气管各段管腔通畅，未见出血，左肺上叶术后状态，可见盲端，左肺下叶各支气管管腔扭曲变形，左肺下叶后基底段处可见一约 4.5mm 大小的瘘口，瘘口内可见黏液薄膜、血凝块、可见少量分泌物，予以吸除。支气管镜检查后明确诊断为支气管胸膜瘘。后患者于外院行胸腔闭式引流和单向活瓣置入术，因各种原因失访。

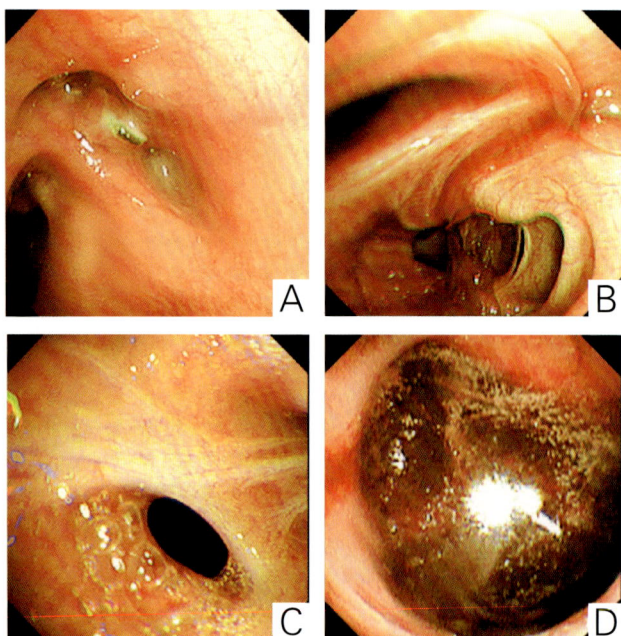

2024-05-17 支气管镜检查示左肺上叶术后状态，可见盲端（A），左肺下叶支气管管腔扭曲变形（B），左肺下叶后基底段处可见一约 4.5mm 大小的瘘口（C），瘘口内可见黏液薄膜、血凝块、可见少量分泌物（D）。

图 26-2　支气管镜图像

◎ **专家点评**

　　支气管胸膜瘘（bronchopleural fistulas，BPF）是指气管、支气管等气道与胸膜腔形成的病理性窦道，是一种肺切除术后较为严重的并发症，肺叶和全肺切除术后发生 BPF 的概率分别为 0.4% 和 1.9%[1]，病死率为 18%～50%[2]。发生的影响因素包括肺切除的程度、支气管残端肿瘤残留和复发、术前放疗、并发感染（特别是真菌感染）、持续的术后机械通气、成人呼吸窘迫综合征、慢性阻塞性肺疾病、营养不良、低蛋白血症、类固醇激素应用和糖尿病等。常见临床表现为发热、咳嗽、咳脓性痰或呼吸困难等严重症状，甚至危及生命。根据术后时间分为早期（7 天内），中期（7～30天）和晚期（30天后），其中右侧肺叶术后形成瘘口的数量明显多于左侧，且右下叶支气管最为常见，这与右主支气管管径粗、纵隔组织遮盖少和淋巴结易清扫等因素有关[3,4]。BPF的诊断需结合临床表现和影像学检查，最终通过支气管镜检查观察到瘘口后得以证实。中央型BPF表现为胸膜与气管或主支气管相连，可发生于肺全切、肺移植及肺部分切除术后，也可见于气管支气管树创伤性破裂。周围型BPF表现为胸膜腔与叶支气管至气道末端之间的节段相连，或与肺实质相通，可发生在肺炎肺组织坏死后、积脓症、放疗、肺大疱或脓肿破裂，以及胸部介入手术后。在感染和风湿病条件下，结核病、曲霉病、肉芽肿病、多血管炎肉芽肿性病及肺结节病均可导致BPF。

根据瘘口的位置和大小、患者的一般情况、原发病的良恶性质等因素不同，BPF可选择的治疗方法不同，手术为其首选的治疗方式，但部分患者无法耐受外科手术，可选择经支气管镜介入治疗。针对瘘口大小选择不同的介入治疗方式，目前没有统一标准，应着重于个体化治疗。治疗原则是闭合瘘口，消灭脓腔。一旦确诊为BPF，应立即行胸腔闭式引流，选择敏感抗生素抗感染治疗，必要时还需予以抗真菌治疗[5]。硬化剂注射一般适用于瘘口范围在3～5mm的外周窦道；支气管内活瓣适合直径在3～8mm的瘘口；激光消融瘘口附近的黏膜可引起组织水肿和蛋白变性，刺激局部炎症反应，使瘘口以组织纤维化的形式愈合；自体血＋血凝酶是一种安全可靠、易于获取、具有良好组织相容性的黏附材料，含有大量凝血因子、纤维蛋白原、纤连蛋白，可促进胸膜破裂组织的粘连；富血小板血浆含有多种生物活性物质，通过增加胶原蛋白和成纤维细胞的生成来促进愈合[6]；气管支架在恶性BPF中应用更为广泛。2006年开始出现使用房间隔缺损封堵器成功闭合气管瘘口的个案报道，但随着该技术的研究进展，也产生了不少争议。

本案例为中年男性患者，因肺曲霉菌病行左肺上叶切除术，术后10

年开始出现反复咳嗽、咳痰、发热伴咯血，经多次支气管动脉栓塞术，症状仍有反复。本案例于左肺上叶切除术后 10 年才出现相应症状，一直以"支气管扩张"进行对症治疗，支气管镜检查证实左肺下叶后基底段处约 4.5mm 瘘口，而非左上叶术后残端瘘，考虑与术后肺部结构改变牵拉、反复感染相关，行胸腔闭式引流＋支气管镜内活瓣封堵术，但是总体预后可能欠佳。临床上，对于反复咯血、咳痰的患者，要警惕支气管胸膜瘘的可能。对于未能明确观察到瘘口但高度怀疑者，可在瘘口可能发生部位注入亚甲蓝，并在胸腔引流管中观察到蓝色液体也能诊断。因此，病史是诊断的基础，广纳信息，深挖背后的病因，方能拨云见日。

◎ 参考文献

[1] BRUNELLI A, ROCCO G, SZANTO Z, et al. Morbidity and mortality of lobectomy or pneumonectomy after neoadjuvant treatment: an analysis from the ESTS database[J]. Eur J Cardiothorac Surg, 2020, 57(4): 740-746.

[2] BERTOLACCINI L, PRISCIANDARO E, GUARIZE J, et al. A proposal for a postoperative protocol for the early diagnosis of bronchopleural fistula after lung resection surgery[J]. Thorac Dis, 2021, 13(11): 6495-6498.

[3] MAMMANA M, MARULLI G, ZUIN A, et al. Postpneumonectomy bronchopleural fistula: analysis of risk factors and the role of bronchial stump coverage[J]. Surg Today, 2020, 50(2): 114-122.

[4] 邹鑫, 张海涛, 潘蕾, 等. 支气管胸膜瘘的危险因素和内科介入治疗进展[J]. 国际呼吸杂志, 2024, 44(6): 738-744.

[5] BOUDAYA MS, SMADHI H, ZRIBI H, et al. Conservative management of postoperative bronchopleural fistulas[J]. J Thorac Cardiovasc Surg, 2013, 146(3): 575-579.

[6] UMAR Z, NASSAR M, ASHFAQ S, et al. The efficacy and safety of autologous blood patch for persistent air leaks: a systematic review and meta-analysis[J/OL]. Cureus J Med Sci, 2023, 15(3): e36466[2025-01-22]. https://doi.org/10.7759/cureus.36466.

Case 27
巨大食管气管瘘

○ 钱艺恒　周林水　吕　昕

◆ **病　史**

　　患者，男性，79岁，因"确诊肺鳞癌3年，痰血3个月，呛咳1个月"于2024-09-05入住浙江省中医院。患者于3年前体检发现肺部病灶，支气管镜下活检病理明确为肺鳞癌，行5次化疗＋免疫治疗，后出现重度呕吐、食欲不振，遂停止全身化疗，以中医治疗为主，病情尚稳定。3个月前，患者出现咳嗽，晨起为主，伴痰中带血，外院胸部CT示肺部占位伴多发纵隔淋巴结肿大，气管及两侧支气管狭窄，食管浸润改变。支气管镜检查见气管下段、左右主支气管开口及隆突新生物，黏膜浸润，管腔狭窄。2个月前，外院予以安罗替尼口服治疗1个周期。1个月前，患者出现咯血增多，伴饮水呛咳，予以止血药治疗后咯血停止，但饮水呛咳反复发作，外院行胸部CT检查提示食管气管瘘。现患者少量咳嗽、咳痰，伴发热，体温37.5℃，少量痰中带血，为求进一步诊治，收住入院。既往史：2014年直肠癌手术史，术后未行放化疗。有吸烟史40年，20支/d，已戒3年。

◆ **入院查体**

　　T 37.1℃，P 97次/min，R 20次/min，BP 144/84mmHg。形体消瘦，锁骨上淋巴结未触及肿大，胸廓无畸形。右下肺呼吸音低，闻及湿啰音、痰鸣音，左肺呼吸音粗，未闻及干湿啰音，心律齐。腹软，无压痛反跳痛，肝脾未触及肿大，无肾区叩击痛，双下肢无水肿。

◆ 辅助检查

血白细胞计数 8.3×10^9/L，中性粒细胞百分比 85%，超敏 C 反应蛋白 48.93mg/L。2023-08-06 胸部 CT（见图 27-1A～C）示肺部占位伴多发纵隔淋巴结肿大，气管及两侧支气管狭窄，食管浸润改变。2024-09-06 胸部 CT 平扫＋增强（见图 27-1D～G）示右肺纵隔旁见一不规则空洞影，部分壁呈不规则增厚，内见液平，部分与支气管相通，右肺主支气管结构不清，增强后洞壁轻中度强化，与食管毗邻区域局部结构显示不清。

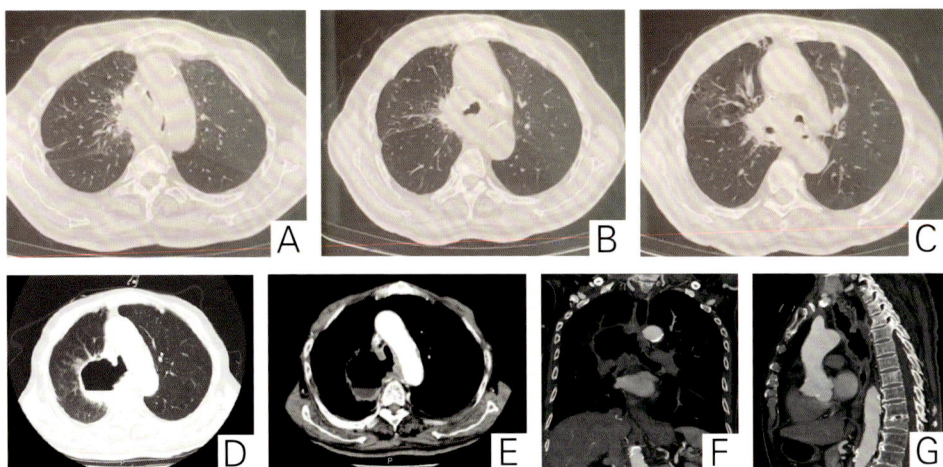

2023-08-06 胸部 CT 示气管、两侧支气管狭窄，多发纵隔淋巴结肿大、食管浸润改变（A～C）。2024-09-06 胸部 CT 示右肺纵隔旁一不规则空洞影，横断位大小约 75mm×49mm，部分壁呈不规则增厚，内见液平（D、E），冠状位示隆突结构消失，右侧巨大空洞影（F），矢状位示气管与食管不规则相通（G）。

图 27-1　胸部 CT 影像

◆ 诊治经过

2024-09-11 全身麻醉下胃镜联合支气管镜检查（见图 27-2A～D）示距离门齿 26～29cm，见食管气管瘘，瘘口呈类椭圆形，长径约 3cm，瘘口边缘充血水肿，伴自发性渗血，瘘囊内可见大量黏稠食糜、黏液潴留，与周围组织分界不清，其余食管内壁黏膜尚光滑；支气管镜检查示隆突糜烂，右侧缺如，左主开口黏膜充血明显，局部颗粒样黏膜改变，右主气管管腔扩大，结构不清，见巨大食管气管瘘口，大量黄绿色食糜物质，覆盖白苔。遂行食管支架置入术，置入食管半覆膜支架（20\100-A-8）。术毕再次进镜见支架在位良好，可见瘘口已被完整支撑覆盖；术毕再行支气管镜检查示食管气管瘘口处支架在位。

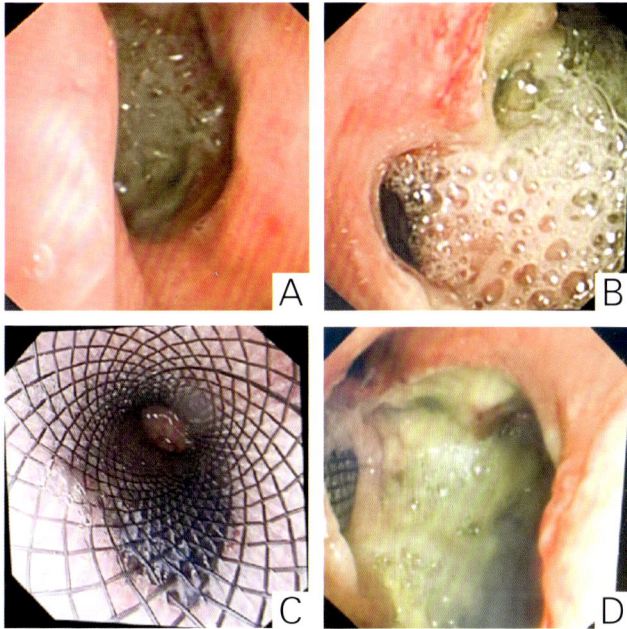

2024-09-11 胃镜下可见瘘囊内大量黏稠食糜、黏液潴留，与周围组织分界不清，伴少量渗血（A），支气管镜下见隆突糜烂，右侧缺如，右主气管管腔扩大，结构不清，见巨大食管气管瘘口，大量黄绿色食糜物质，覆盖白苔（B）。胃镜下见食管半覆膜支架在位良好，瘘口已被完整支撑覆盖（C），支气管镜下见食管气管瘘口处支架在位（D）。

图 27-2　胃镜图像与支气管镜图像

术后次日，患者咳嗽、咳痰、咯血症状明显减轻，进食无呛咳。术后 1 周，2024-09-20 复查胸部 CT（见图 27-3A、B）示右肺纵隔旁见一不规则空洞影，部分壁呈不规则增厚，较前对比，内未见明显气液平，部分与支气管相通，局部囊壁稍变薄。

术后 4 个月，2025-01-05 复查胸部 CT（见图 27-3C、D）示右肺主支气管结构不清，与食管毗邻区域局部结构显示欠清，增强扫描可见持续强化，食管腔静脉间隙软组织密度影，较大直径约 37mm，边缘不清，较前比较，实性部分增多。患者曾出现咯血量增多，予以支气管动脉栓塞术后咯血减少，目前患者咳嗽、咳痰不多，少量咯血，无进食呛咳，定期随访中。

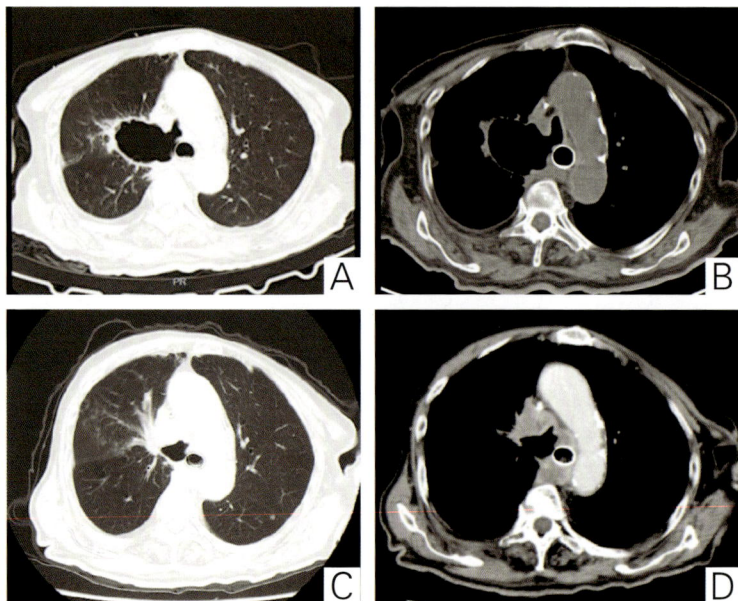

2024-09-20 胸部 CT 示肺窗见右肺纵隔旁一不规则空洞影，横断位大小约 72mm×45mm，部分壁呈不规则增厚（A），纵隔窗可见右肺上叶不规则空洞，食管支架在位良好（B）。2025-01-05 胸部 CT 示右肺主支气管结构不清，与食管毗邻区域局部结构显示欠清，较前比较，实性部分增多（C、D）。

图 27-3　胸部 CT 影像

● **专家点评**

　　消化道－呼吸道瘘是消化道和呼吸道之间的一种病理交通，与恶性肿瘤、感染、创伤等多种因素相关，患者若未得到及时有效的治疗，大多在短期内死于营养不良或反复呼吸道感染。在解剖结构上，食管与气管位置毗邻，来源于食管的肿瘤易侵入气管，造成呼吸道损伤，放疗和化疗在杀伤肿瘤细胞的同时也损伤了正常细胞，导致其再生修复能力下降，容易导致瘘的发生。恶性消化道－呼吸道瘘最常见的病因为食管癌，恶性气管肿瘤相关消化道－呼吸道瘘的发生率为 14.75%。有报道[2]5 例安罗替尼所致支气管瘘，其中食管支气管瘘和支气管胸膜瘘各2例、支气管心包瘘1例。4例患者经放置支架、引流和抗感染治疗后好转，1例支气管胸膜瘘患者经停药、抗感染支持治疗后，症状未缓解，最终死于呼吸衰竭[3]。

内镜下支架置入治疗是食管气管瘘的主要治疗手段[4]。支架封堵既可从食管侧亦可从气道侧进行，食管气管瘘患者食管狭窄明显而气管无狭窄时可单独放置食管支架，如效果不佳可考虑放置多枚食管支架。恶性呼吸道–消化道瘘的主要病因是晚期食管癌，若伴有食管狭窄，多应用食管支架或联合应用气道支架；若不伴有食管狭窄，则建议应用气道支架。双支架置入可防止食管支架对气道的压迫，一般先放置气道支架，再放置食管支架[4]。但该方法也存在一定的问题，主要是气道支架与食管支架的相反径向力导致瘘口扩大，有大出血的风险。

本案例为老年男性，左肺鳞癌化疗不耐受，支气管镜明确气管下段、左右主支气管开口及隆突新生物，黏膜浸润，为食管支气管瘘形成提供了解剖和病理基础。盐酸安罗替尼是目前国内唯一获批治疗晚期非小细胞肺癌和晚期小细胞肺癌的抗血管生成多靶点小分子酪氨酸激酶抑制剂[1]。发生率≥10%的不良反应主要有高血压、疲乏、手足综合征、高甘油三酯血症、蛋白尿、腹泻、食欲下降、血促甲状腺激素升高、高胆固醇血症、甲状腺功能减退症等。安罗替尼存在出血风险，原则上中央型肺鳞癌或具有大咯血风险的患者禁用。该患者使用后，肿瘤病灶明显缩小，但出现肺空洞合并巨大食管气管瘘。有研究表明，肺空洞的形成和安罗替尼疗效相关，96例患者中有12.5%发生了肺空洞，疾病控制率达100%，提示治疗后出现病灶空洞化组患者的短期疗效较总人群好（疾病控制率85%），但短期疗效不代表总生存期，发生肺空洞患者中位总生存期较未发生肺空洞的明显缩短，病灶空洞化可能与更差的总生存期相关。本案例患者病灶累及隆突、左右主支气管，结构破坏，因此无法置入气管支架，而选择食管支架。安罗替尼的临床疗效存在差异，需要更加明确安罗替尼的适应证，使其在医疗实践中能够物尽其用，发挥最大效能，以避免无效使用和不必要的毒性。

◎ **参考文献**

[1] 石远凯,杨建良,冯宇,等.盐酸安罗替尼治疗晚期肺癌中国专家共识（2023年版）[J].中国肿瘤临床与康复,2023,30(2):67-78.

[2] 曹雨晴,张瑞,师莹莹,等.文献报道安罗替尼不良反应分析[J].医药导报,2022,41(7):1052-1055.

[3] SPAANDER M C, BARON T H, SIERSEMA P D, et al. Esophageal stenting for benign and malignant disease: European Society of Gastrointestinal Endoscopy (ESGE) Clinical Guideline[J]. Endoscopy, 2016, 48(10): 939-948.

[4] 中国抗癌协会肿瘤光动力治疗专业委员会.继发性消化道-呼吸道瘘介入诊治专家共识（第二版）[J].临床内科杂志,2021,38(8):573-576.

Case 28
病毒感染后机化性肺炎

○ 王雅琴　王　颖　郑苏群

◆ 病　史

患者，男性，62岁，因"反复咳嗽、咳痰伴胸闷1年余"于2024-01-05入住浙江省中医院。患者于1年余前因新型冠状病毒感染后出现咳嗽、咳痰，痰白稠不易咳出，伴胸闷，当地医院查胸部CT提示两肺多发炎症，予以莫西沙星、头孢哌酮/舒巴坦等抗感染治疗，症状稍有好转。后患者咳嗽、咳痰、胸闷症状时有反复，外院曾行支气管镜检查，肺泡灌洗液mNGS未见明显异常，予以止咳、化痰等对症治疗，症状未见明显好转，查肺动脉CTA示两肺多发炎性病变合并肺间质改变，两侧胸腔少许积液，肺动脉未见明显异常。为进一步诊治，收住入院。既往史：有冠心病病史，曾行心脏支架植入手术。否认吸烟史。

◆ 入院查体

T 36℃，P 79次/min，R 18次/min，BP 98/53mmHg。胸廓无畸形。双肺叩诊清音，呼吸音清音，两下肺散在湿啰音，心律齐，未闻及杂音。腹软，无压痛，肝脾未触及肿大，双下肢无水肿。

◆ 辅助检查

血白细胞计数 $8.5×10^9$/L，中性粒细胞百分比45.1%，超敏C反应蛋白＜1mg/L，降钙素原0.039μg/L，BNP 22.4ng/L。肺功能示舒张前为肺通气功能正常，弥散功能轻度障碍，支气管扩张试验阴性。痰培养示正常菌群生长。肺动脉CTA（见图28-1A～C）示两肺多发炎性病变合并肺间质改变，两侧胸腔少许积液，肺动脉CTA未见明显异常。

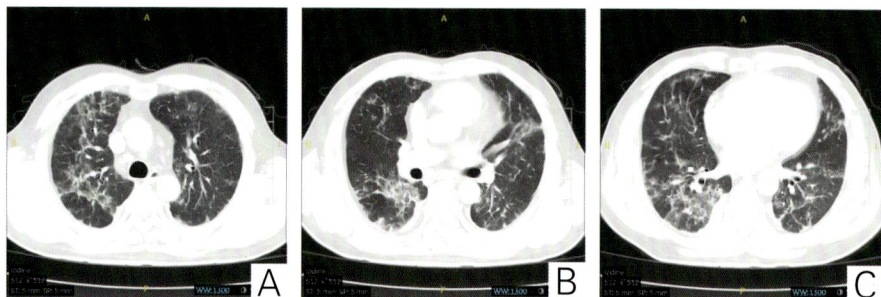

2024-01-08 肺动脉 CTA 示两肺见多发斑片状、片状高密度影，边界不清，两肺多发小叶间隔增厚（A～C）。

图 28-1　肺动脉 CTA 影像

◆ 诊治经过

完善检查，痰肺孢子菌检测、GM 试验、G 试验＋内毒素检测未见明显异常。既往患者肺部感染迁延不愈，肺泡灌洗液病原学检测阴性，为明确诊断，遂行支气管镜下病灶冷冻肺活检术（见图 28-2A、B）。报告示隆突锐利，气管及左右两侧支气管各段管腔通畅，黏膜充血，管腔内见白色黏痰，于右下外基底段肺泡灌洗，于右下叶外基底段分支置入径向超声，探及低回声区，于该处行二氧化碳冷冻肺活检，组织送病理。肺泡灌洗液示巨噬细胞百分比 85.00%，中性分叶核 3.00%，淋巴细胞 12.00%，培养、真菌培养、GM 试验、X-pert 检查均呈阴性。右肺下叶外基底段活检病理（见图 28-2C）示小片肺组织伴有机化性肺炎，部分肺泡上皮增生。

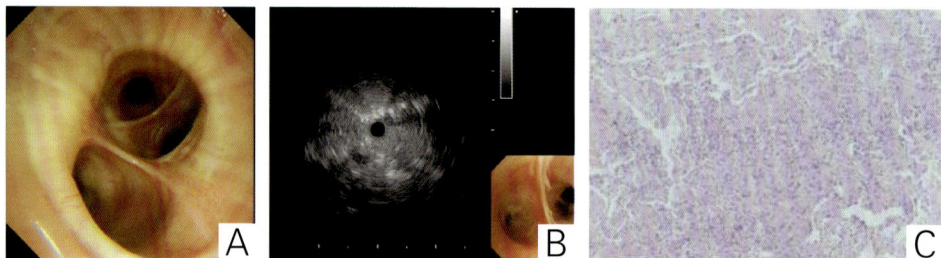

2024-01-17 支气管镜下见右下叶外基底段管腔通畅，黏膜充血（A），径向超声于右肺下叶外基底段探及低回声（B），病理示肺组织伴有机化性肺炎，部分肺泡上皮增生（C）。

图 28-2　支气管镜图像与病理图像

临床结合病理，诊断为机化性肺炎，予以糖皮质激素抗炎治疗 2 个月，患者咳嗽、胸闷症状缓解，复查胸部 CT（见图 28-3A～C）病灶明显吸收，逐步撤减糖皮质激素，总疗程 3 个月。目前已停用糖皮质激素，未见症状反复。

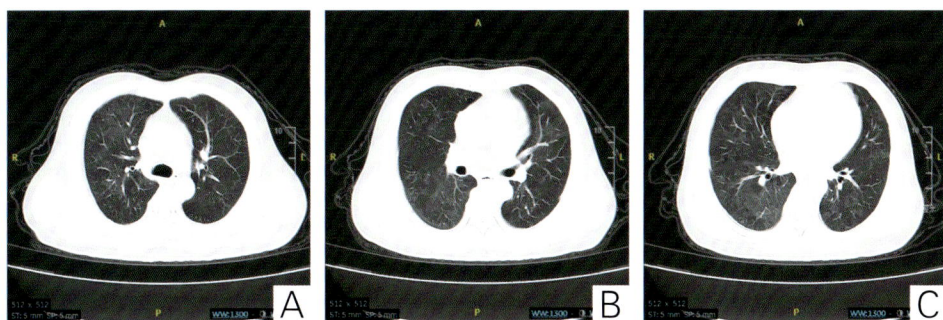

2024-02-27 胸部 CT 示两肺少许斑片状、片状高密度影，边界不清，病灶较前明显吸收（A～C）。

图 28-4　胸部 CT 影像

● **专家点评**

机化性肺炎是间质性肺疾病的一种，没有特异的临床特点，干咳、流感样表现和劳力性呼吸困难是常见的症状，部分患者还有发热、疲劳和体重减轻[1]。胸部 CT 的典型表现有三种类型：以实变为主、以结节为主、以线状或网状为主。其中，以实变为主是最常见的类型，发生在近 75% 的病例中，通常在双基底、支气管血管周围和（或）外周，可以发生在肺的任何部位，实变常伴有支气管充气征，可伴散在的磨玻璃结节样低密度或小实质结节[1, 2]。机化性肺炎常继发于感染、药物、结缔组织病和误吸等因素[2]。感染与机化性肺炎的发生时间界限并不清晰，且个体之间发生时间差别较大，部分患者两者并存，而部分患者则在感染治愈后炎症反应却仍未终止，过度的炎症反应链仍在进展，从而导致机化性肺炎的发生，临床上易被忽视[3]。机化性肺炎的检查并无特异性，支气管肺泡灌洗液通常表现为淋巴细胞、中性粒细胞和嗜酸性粒细胞增多的混合形态[4]。组织病理学是诊断的金标准，活检标本越大，对机化性肺炎作出明确的病理诊断的概率就越大[5]。

本案例为中老年男性，以咳嗽、咳痰、气促为主要症状，曾反复抗感染治疗效果不佳。患者症状出现于新型冠状病毒感染之后，与病毒感染相关，机化性肺炎是其并发症之一。患者可表现为咳嗽、咳痰、气促，部分患者也可出现发热、乏力等全身症状，胸部CT可出现斑片状阴影、磨玻璃样影、小结节影以及支气管壁增厚伴扩张。该患者曾行支气管镜检查未明确诊断，再次行支气管镜检查取组织病理协助诊断尤为关键。对于间质性肺病，支气管镜冷冻肺活检在其病因诊治中具有重大价值。冷冻肺活检组织病理诊断为机化性肺炎，验证了临床猜测。糖皮质激素应用后效果也是立竿见影。

因此，对于肺部弥漫性病变，抗感染效果欠佳者，临床医生需及时调整思路，重视间质性肺病的鉴别诊断，重视支气管镜检查在肺部疾病诊治中的作用，希望本案例能给读者一些思考和启发。

◎ **参考文献**

[1] MALDONADO F, DANIELS C E, HOFFMAN E A, et al. Focal organizing pneumonia on surgical lung biopsy: causes, clinicoradiologic features, and outcomes[J]. Chest, 2007, 132(5): 1579-1583.

[2] KING T E J, LEE J S. Cryptogenic organizing pneumonia[J]. N EngL J Med, 2022, 386: 1058-1069.

[3] CORDIER J F. Organising pneumonia[J]. Thorax, 2000, 55(4): 318-328.

[4] HAROON A, HIGA F, HIBIYA K, et al. Organizing pneumonia pattern in the following-up CT of legionella-infected patients[J]. J Infect Chemother, 2011, 17(4): 493-498.

[5] KESSLER A T, KHARRAT A I, KOURTIS A P. Criptococcus neoformans as a cause of bronchiolitis obliterans organizing pneumonia[J]. J Infect Chemother, 2010, 16(3): 206-209.

Case 29
气管异物

○ 周晓青　周林水　顾潇枫

◆ 病　史

患者，男性，77岁，因"咳嗽2个月，伴胸闷、气急10天"于2023-12-20至浙江省中医院就诊。患者于2个月前食用鲍鱼后出现呛咳，自行抠除鱼刺后症状缓解，未予以重视，后患者反复出现咳嗽、咳痰，多为刺激性咳嗽，偶有痰中带血丝，无发热、恶寒，无胸闷、气急，于当地医院就诊，查胸部CT示：右肺上叶小结节，左侧支气管内结节灶，予以左氧氟沙星抗感染、雾化吸入止咳平喘等治疗，咳嗽未见明显好转。10天前，患者咳嗽、咳痰较前加重，伴活动后胸闷、气急，偶有痰中带血，无发热、胸痛等不适，为求进一步诊治，收治入院。既往史：2016年行小肠疝气修补术，2019年行左膝关节置换术。

◆ 入院查体

T 36.6℃，P 63次/min，R 18次/min，BP 145/86mmHg。锁骨上淋巴结未触及肿大，气管居中，胸廓无畸形。两肺呼吸音清，未闻及干湿啰音，心律齐，未闻及杂音。腹软，无压痛，肝脾未触及肿大。

◆ 辅助检查

2023-12-20胸部CT（见图29-1A、B）示左侧主气管及上叶支气管可见不规则异常高密度影，长径约20mm，考虑异物，右肺上叶及左肺下叶结节，较大者直径约6mm，左肺上叶舌段少许纤维灶。

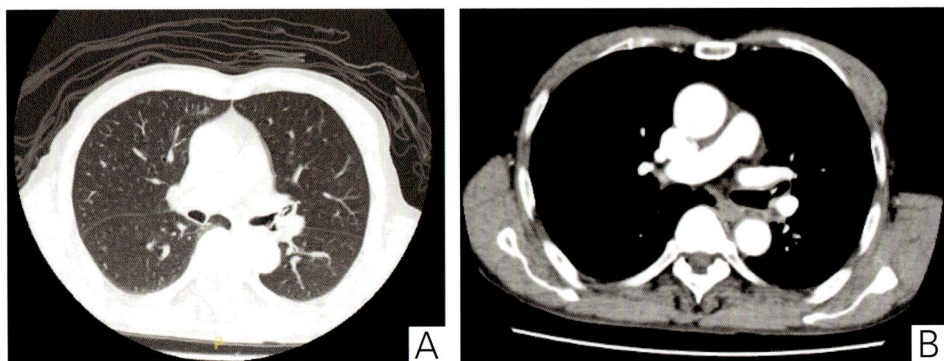

2023-12-20 胸部 CT 示肺窗见左侧主气管及上叶支气管可见不规则异常高密度影（A），纵隔窗见左肺上叶支气管可见异常高密度影（B）。

图 29-1　胸部 CT 影像

◆ **诊疗经过**

　　2023-12-21 全身麻醉下行硬质支气管镜下异物取出术（见图 29-2A、B），术中见左侧第二隆突可见异物，局部伴肉芽组织形成，镜身不能通过，予以肉芽组织处行活检、冷冻、圈套并送病理，活检钳钳取异物未成功，遂更换超细支气管镜，引导硬镜至左主支气管开口，予以硬质抓钳钳出异物。术后见左下支气管开口黏膜肥厚水肿，管腔略窄，伴局部肉芽组织形成，少许出血，予以冰去甲肾上腺素盐水止血，并于局部肉芽组织处行多点二氧化碳冻融减少肉芽组织增生，术程顺利。

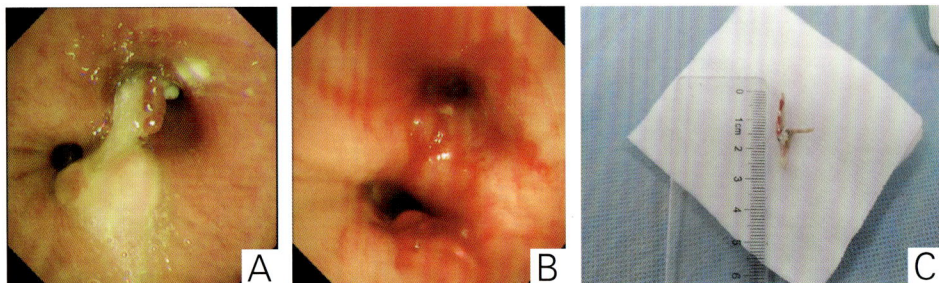

2023-12-21 支气管镜下见左侧第二隆突异物伴局部肉芽形成（A），异物取出后予以二氧化碳冻融处理（B），异物（鱼刺）（C）。

图 29-2　支气管镜图像

术后患者咳嗽、胸闷明显减轻，2023-12-22复查胸部CT（见图29-3A、B）示左侧主气管及上叶支气管可见不规则异常高密度影消失，左肺上叶支气管部分不光整。术后1个月，2024-01-20复查支气管镜（见图29-3C），术中见左侧第二隆突稍增宽，黏膜光滑，未见明显新生物及出血点，左下叶支气管开口处黏膜增生，原肉芽组织消失。

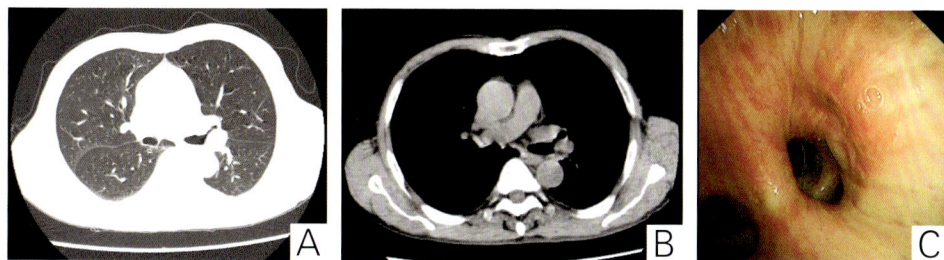

2023-12-22胸部CT肺窗下见左肺上叶支气管部分不光整（A），纵隔窗下左肺上叶支气管异常高密度影消失（B）。2024-01-20支气管镜见原肉芽组织消失，黏膜光整（C）。

图 29-3　胸部 CT 影像与支气管镜图像

● 专家点评

气管异物是呼吸领域中常见的急症之一，尤其在3岁以下儿童群体中更为常见。据文献报道，超过80%的气道异物阻塞发生在一侧支气管内，且由于解剖学特点，右侧支气管异物的发生率高于左侧[1,2]。气管异物不仅可导致气道黏膜损伤和出血，而且易嵌顿在支气管内，引起阻塞性肺不张或肺气肿等[3]。此外，异物还可诱发炎症反应、感染以及肉芽肿的形成。异物吸入史是诊断气道异物的关键依据，研究表明其敏感度高达93.2%，阳性预测值为86.5%[4]。临床表现包括咳嗽、喘息、发热、呼吸困难、喘鸣和发绀等，双肺听诊中可发现异物侧呼吸音减弱。通常情况下，结合患者明确的异物吸入史、咳嗽症状，特别是刺激性干咳伴随气喘、气短和呼吸困难，胸部X线或CT检查中典型高密度异物阴影可确诊。

支气管镜检查是确诊气道异物的"金标准"，同时也是取出异物的关键手段[5]。在直视条件下，医生能够全面评估异物的类型、形态、嵌顿方式以及异物周围的结构及病变情况，从而制定个体化的治疗策略，以便异物的顺利取出。硬质支气管镜因其高效、安全的优势成为气道异物取出及复杂气道疾病治疗的首选，尤其是针对鱼刺、钢钉等尖锐异物的嵌顿，贸然取出可能因损伤气道壁、血管而引起大出血，危及生命，而硬质支气管镜可避免尖锐异物取出过程中对气道壁的损伤，并利于术中大出血的迅速处理从而降低风险。

本案例中，患者以咳嗽、胸闷为首发症状，根据患者影像、实验室检查、既往诊疗史及异物吸入史，考虑气管异物，鱼刺可能。其异物吸入史已逾2个月，考虑鱼刺尖锐，且其嵌顿时间过长，异物可能被肉芽组织包绕，取出的难度及风险极大，遂行硬质支气管镜下异物取出术，术中先后通过活检、圈套、冷冻等技术松动肉芽组织，明确异物嵌顿深度、方向等，应用硬质抓钳顺利取出异物，在异物取出后，对剩余肉芽组织的冻取、冻融也是改善气道通畅、抑制肉芽组织生长的重要步骤。

本案例患者因咳嗽就诊，一直未能明确，针对顽固性咳嗽患者，我们要细究其病史，考虑到气管异物的可能，临床中部分患者可能无法准确回忆或描述异物吸入史，导致气道异物的诊断延迟，增加了漏诊或误诊的风险。

◎ **参考文献**

[1] MAHMOOD K, FRAZER-GREEN L, GONZALEZ A V, et al. Management of central airway obstruction: an American College of Chest Physicians Clinical Practice Guideline[J]. Chest, 2023, 164(6): 1668-1694.

[2] SALIH A M, ALFAKI M, ALAM-ELHUDA D M. Airway foreign bodies: a critical review for a common pediatric emergency[J]. World J Emerg Med, 2016, 7(1): 5-12.

[3] ZUR K B, LITMAN R S. Pediatric airway foreign body retrieval: surgical and anesthetic perspectives[J]. Paediatr Anaesth, 2009, 19(Suppl 1): 109-117.

[4] AYDOGAN L B, TUNCER U, SOYLU L, et al. Rigid bronchoscopy for the

suspicion of foreign body in the airway[J]. Int J Pediatr Otorhinolaryngol, 2006, 70(5): 823-828.

[5] LEE JJW, PHILTEOS J, LEVIN M, et al. Clinical prediction models for suspected pediatric foreign body aspiration: a systematic review and meta-analysis[J]. JAMA Otolaryngol Head Neck Surg, 2021, 147(9): 787-796.

Case 30
难治性气胸

○ 钱艺恒　周林水　吕　昕

◆ 病　史

患者，男性，61岁，因"胸闷、气急半天"于2024-06-22入住浙江省中医院。患者半天前洗澡后出现胸闷、气急，呼吸困难，伴咳嗽、咳痰，量少，色白，无发热、恶寒等不适，送至急诊，胸部CT平扫示左侧气胸，肺压缩约85%，急予以胸腔闭式引流、甲泼尼龙抗炎平喘、雾化解痉平喘等处理，患者感胸闷、气急缓解，为求进一步诊治，收治入院。既往史：患者有哮喘病史50年，平时不规范治疗；40年前有血气胸病史；高血压病史7年，规律服用马来酸氨氯地平；2型糖尿病病史11年，规律服用二甲双胍片；肺癌病史5年，右肺腺癌 $T_1N_3M_{1c}$，$Ⅳ_B$ 期，治疗期间，曾参加临床试验（CS1001＋卡铂＋培美曲塞、JAB-21822片）；曾因腰椎骨转移伴病理性骨折行"L_1、L_3 椎体后凸成形术"；曾行左锁骨上淋巴结局部放疗；曾行化疗＋免疫联合肝脏热疗，末次治疗为1个月前。

◆ 入院查体

T 37.1℃，P 115次/min，R 24次/min，BP 126/88mmHg。形体消瘦，左锁骨上淋巴结可扪及肿大，气管右偏，桶状胸，肋间隙增宽。右肺呼吸音清，闻及干啰音，左肺呼吸音低，叩诊鼓音，心律齐，无杂音。腹软，无压痛反跳痛，肝脾未触及，无肾区叩击痛，双下肢无水肿。左侧腋前线第五肋间，胸腔闭式引流管在位。

◆ 辅助检查

血白细胞计数 16.9×10^9/L，中性粒细胞百分比 85.4%。2024-07-02 胸部 CT（见图 30-1A～C）示左侧液气胸引流术后，左肺压缩约 60%，较前略吸收，右肺下叶炎症，较前相仿，两肺肺气肿伴多发肺大疱，右侧胸腔少许积液，右侧部分胸膜增厚，左侧胸壁广泛积气。

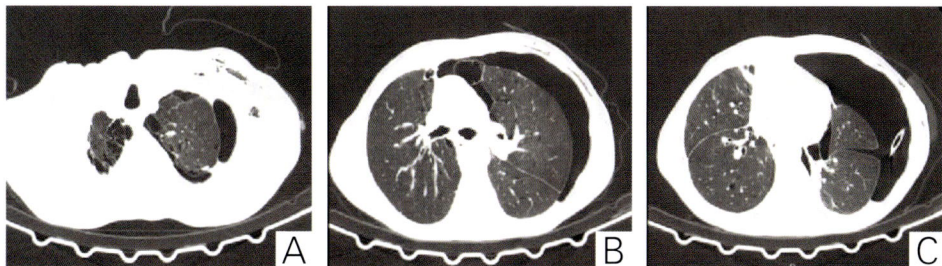

2024-07-02胸部CT示左侧液气胸引流术后，左肺压缩约60%，左侧胸壁广泛积气（A～C）。

图 30-1　胸部 CT 影像

◆ 诊治经过

入院后胸腔闭式引流持续接负压，水封瓶持续见大量气泡溢出，胸腔闭式引流后 10 天复查胸部 CT 示左肺未复张。其间多次邀心胸外科会诊，考虑肿瘤晚期、手术风险较大，结合患者意愿，仍以内科治疗为主。遂多次予以 50% 高渗葡萄糖溶液＋利多卡因＋阿奇霉素胸腔注射、白蛋白输注等对症支持治疗，效果一般，水封瓶仍见大量气泡溢出。胸腔闭式引流后 14 天，2024-07-05 为缓解症状，促进肺复张，心胸外科于左侧腋前线第二肋间，置入第 2 根胸腔闭式引流管（见图 30-2A），并接负压引流。4 天后，2024-07-09 复查胸片，左肺较前复张，肺压缩 25%（见图 30-2B）。2 天后，患者剧烈咳嗽后胸闷症状加重不能缓解，2024-07-11 复查胸片示左肺压缩约 40%（见图 30-2C），较前增多，考虑肺大疱再次破裂可能，水封瓶见持续大量气泡溢出。

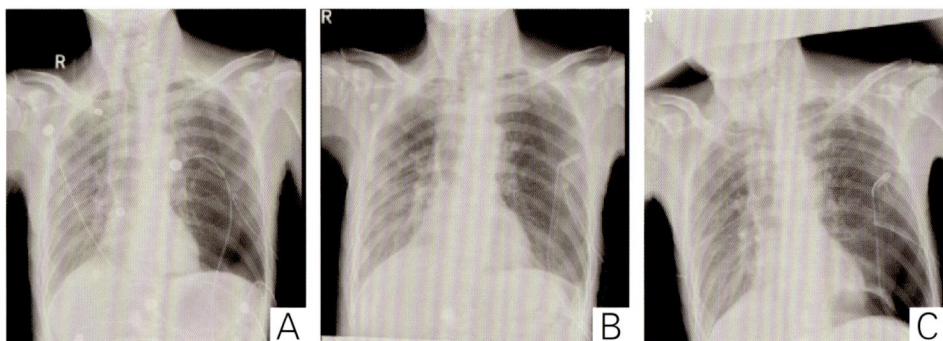

2024-07-05胸片示左肺组织被压缩约为35%，可见2根引流管在位（A）。2024-07-09胸片示左肺较前复张，肺压缩25%，2根引流管在位（B）。2024-07-11胸片示左肺压缩约40%，较前增多（C）。

图30-2　胸片影像

　　胸腔闭式引流后21天，左肺仍未复张，水封瓶仍见大量气泡溢出。经充分沟通，于2024-07-12实施支气管镜下选择性支气管封堵术（见图30-3A～F），术中见隆突锐利，右侧中间干支气管开口可见黏膜不平，表面血管裸露，触之易出血，左侧固有上叶、左侧下叶后基底段黏膜充血，经支气管镜操作孔道置入测漏球囊导管，分次送达左肺上叶、左肺上叶固有段、尖后段、前段、左肺舌叶上下段、左肺下叶后基底段开口，充盈球囊，Chartis系统评估（见图30-4A～C）并观测水封瓶气泡溢出情况，明确左肺上叶为责任支气管；于左肺固有段放置支气管内活瓣1枚（EBV-TS-5.5），膨胀可，观测水封瓶仍有少量气泡溢出；于左肺舌叶上下段分支分次置入球囊导管，充盈球囊，经导管分次注入凝血酶原3～5mL＋10～15mL自体血＋凝血酶原3～5mL，观测水封瓶仍有气泡溢出；于左侧舌段放置支气管内活瓣1枚（EBV-TS-5.5），位置良好，膨胀可，观测水封瓶有少量气泡溢出。

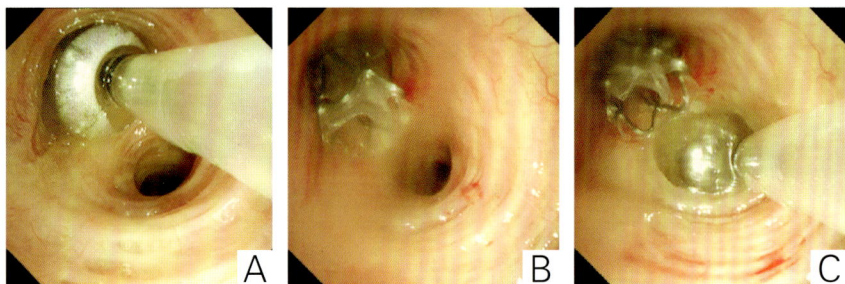

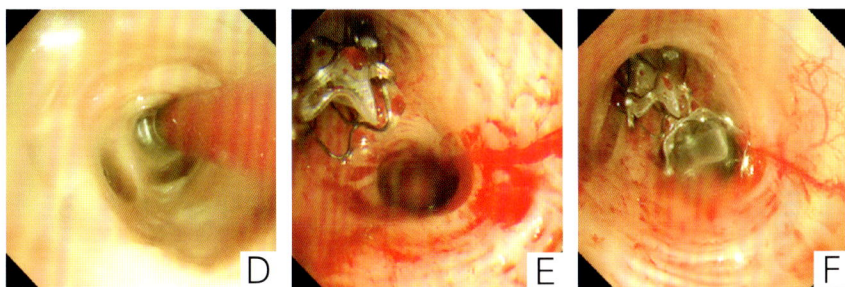

2024-07-12支气管镜示操作孔道置入测漏球囊导管，送达左肺上叶固有段，测漏（A），左肺固有段置入支气管内活瓣1枚（B），操作孔道置入测漏球囊导管，送达左肺舌段，测漏（C），左肺舌叶上下段分支分次置入球囊导管，充盈球囊，经导管分次注入凝血酶原（D、E），左肺固有段、左肺舌段各置入支气管内活瓣1枚（F）。

图 30-3　支气管镜图像

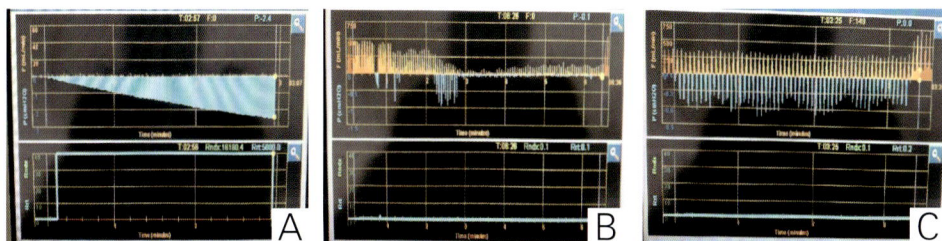

Chartis系统示封堵左上叶开口，检测到持续负压，显示左上肺存在瘘口（A），封堵左上固有段开口，6min后仍有持续呼出气流，显示存在侧枝通气（B），封堵左上叶舌段，3min后仍有持续呼出气流且无减少，显示存在侧枝通气（C）。

图 30-4　Chartis 系统

术后即刻复查胸片（见图 30-5A）示左肺完全复张，遂予以拔除左侧腋前线第五肋间胸腔闭式引流管。次日观测水封瓶有少量气泡溢出，再行高糖＋利多卡因＋阿奇霉素胸腔滴注，术后13天，水封瓶水柱波动完全消失，2024-07-25复查胸片（见图 30-5B）示左侧气胸表现不明确，故予以拔除胸腔闭式引流管。术后16天，2024-07-28复查胸片（见图 30-5C）示两侧胸廓基本对称，左侧胸腔未见明确无肺纹理区，右肺下野可见少许片状模糊影。

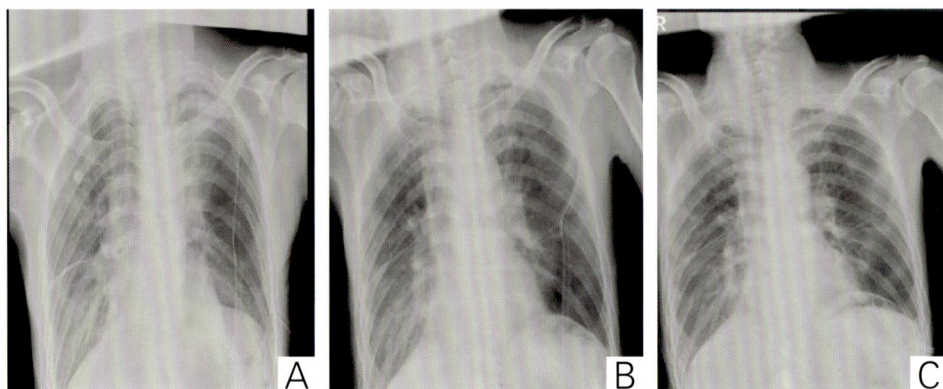

2024-07-12胸片示两侧胸廓基本对称，左侧气胸引流中，右肺下野可见片状模糊影，1根引流管在位（A）。2024-07-25胸片示左侧气胸引流中，左侧气胸表现不明确（B）。2024-07-28胸片示两侧胸廓基本对称，左侧胸腔未见明确无肺纹理区，右肺下野可见少许片状模糊影，无胸引管（C）。

图 30-5　胸片影像

术后1个月，2024-08-16复查胸部CT（见图30-6）示左侧气胸已吸收，左肺舌段局部肺不张，两肺肺气肿伴多发肺大疱。

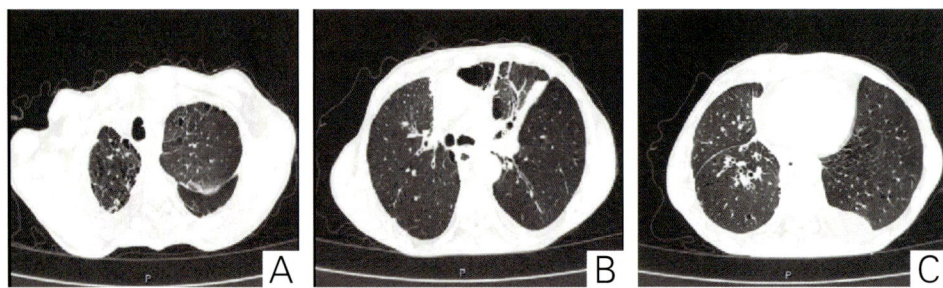

2024-08-16胸部CT示左侧气胸已吸收（A），左肺舌段局部肺不张（B），两肺肺气肿伴多发肺大疱，右下肺可见支气管扩张（C）。

图 30-6　胸部 CT 影像

● **专家点评**

　　难治性气胸是临床上一个常见而棘手的问题，通常定义为各种类型的经持续肋间引流 7 天后仍存在活动性漏气的气胸[1]。难治性气胸常继发于慢性阻塞性肺疾病、支气管哮喘、肺结核、支气管扩张等疾病[2]。患者多为老年人，基础疾病较多，心肺功能较差，难以耐受外科手术，或因外科手术创伤较大、风险高，不愿意接受外科手术治疗。选择性支气管封堵术是近二十年来发展成熟的一种安全、适宜的治疗难治性气胸的支气管镜介入新技术。

选择性支气管封堵术[3]，是指选择性地将通向胸膜瘘口（或称破裂口）的责任引流支气管可逆性封堵，以阻断或明显减少胸膜瘘口的漏气量，进而使患侧肺复张并加速胸膜瘘口愈合。封堵材料可分为封堵剂与封堵器两大类。目前常用且安全的封堵剂包括自体血或纤维蛋白原溶液＋凝血酶所形成的封堵凝块。封堵器主要有单向活瓣、支气管塞、填塞球囊等。支气管单向活瓣原本设计用于经支气管镜肺减容术，经支气管镜将单向活瓣置入相应的肺段或亚段支气管形成单向气流阻断，因此可用于难治性气胸的封堵。其适应证为：①反复发作的气胸，或术后并发持续性气胸，经胸腔闭式引流术等方法治疗，仍有持续漏气；②支气管胸膜瘘；③经胸腔闭式引流术治疗后，仍持续漏气＞7 天；④肺功能差，不能耐受手术或不愿意接受手术治疗；⑤经 Chartis 系统测量靶肺叶与其他相邻肺组织无侧方通气。Travaline 等[4]采用 Zephyr EBV 治疗外科手术后持续胸膜漏气 40 例，术前平均漏气时间为 119 天，经置入支气管单向活瓣后，漏气减少或完全停止者共 37 例（92.5%），其中 19 例（47.5%）漏气完全停止。其报道的不良事件主要有活瓣咳出、移位、肺炎、中度缺氧、抗甲氧西林金黄色葡萄球菌（MRSA）定植等。

本案例为老年男性，合并支气管哮喘、肺癌病史，持续胸腔闭式引流 3 周仍持续漏气，符合实施选择性支气管封堵术的指征。实施过程中，Chartis 系统监测是治疗成功的保证，本案例对左上叶各段支气管均进行了检测，明确左上叶固有段与左上叶舌段间存在侧支通气，遂分别对左上叶固有段、左上叶舌段进行了封堵。其中，左上叶固有段仅予以支气管内活瓣封堵，左上叶舌段予以自体血封堵后联合支气管内活瓣封堵术。术后1个月复查胸部CT示左上叶固有段膨胀良好，左上叶舌段局部肺不张，提示自体血＋支气管内活瓣联合封堵术可提升封堵疗效。费用昂贵是单向活瓣治疗难治性气胸的主要缺点，自体血反复封堵术不失为一种经济、简单的方法，国内已有相应的封堵球囊导管可供选择。

◎ **参考文献**

[1] 曾奕明. 规范选择性支气管封堵术治疗难治性气胸的应用[J]. 中华结核和呼吸杂志, 2011, 34(5): 332-333.

[2] 中华医学会呼吸病学分会介入呼吸病学学组. 选择性支气管封堵术治疗难治性气胸专家共识[J]. 中华结核和呼吸杂志, 2021, 44(5): 417-426.

[3] TRAVALINE J M, MCKENNA R J, D E GIACOMO T, et al. Treatment of persistent pulmonary air leaks using endobronchial valves[J]. Chest, 2009, 136(2): 355-360.

[4] TIAN Q, QI F, AN Y, et al. Using the Chartis system to selectively target a lung segment with a persistent air leak[J]. Eur Respir J, 2013, 41(6): 1461-1463.